急診生涯夢

王國新◎著

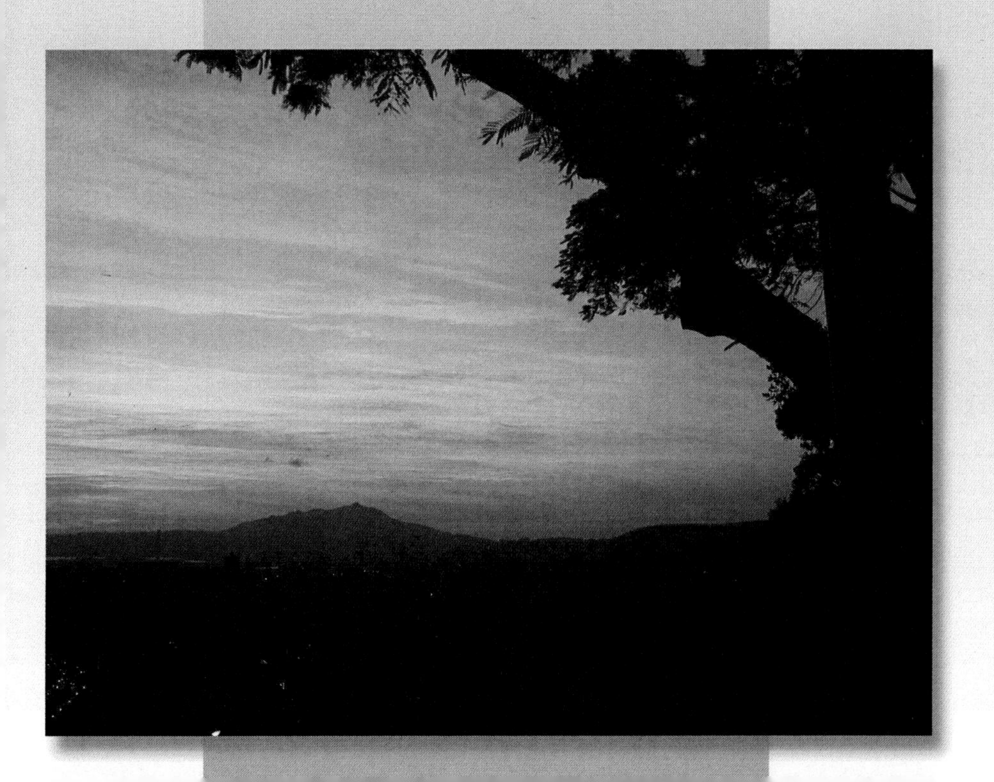

自序

大學畢業後至今已二十年，在過去的近三十年裡，我日夜打拼，從學校裡的苦讀，繼之以醫院裡不眠不休的值班，一直到現在，我仍然習於晚睡而早起，每週工作總是超過50個小時，而我常感恩，比起總醫師時期的以院為家，每天工作超過15小時要好多了，但時間並非重要因素。

工作時間的縮減，是因為效率的提昇，但臨床工作內容之一成不變，卻讓我逐漸厭煩，我常想，「一個忙碌的醫生」，難道這就是我的人生嗎？

只是十年下來，急診醫學並未因為我們的努力而步上正軌，日復一日，我們重複著忙碌不堪的第一線診療工作，後繼無人，我開始懷疑這樣的編制和安排是否合理，我也曾積極的提出研究計劃和教學課程設計，盼望能將所學發揚光大, 並提升自我的能力和地位，只是一場空。

因為不能向上提升，所以我只好向外發展，離開醫學中心，另謀高就，我們當初同甘共苦的急診先鋒，如今流落各處，成為醫學界的浪人，這讓我深感屈辱，值此價值混亂的社會，鞏固自我形象，建立個人品牌，竟成為今天的我，唯一可以努力的方向。

還記得學生時代，我除了功課好以外，運動也不

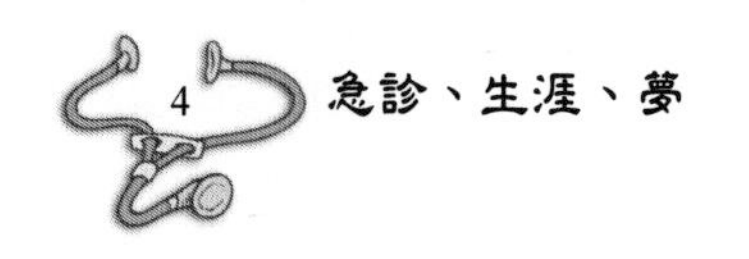

錯，畫畫常得獎，作文曾蒙老師誇獎，我還是合唱團的男高音、刊物的主編、班上的幹部，同學們口中的「多才多藝」，沒想到畢業後，卻僅止是一個醫生而已。

我並非不喜歡醫生這個工作，只是太簡單、太單調，讓我心煩。時至於今，晉升資深主治醫師、兼有部定教職，我發覺在醫院的生涯發展已達極限，升遷到後來變成是背景掛帥，這個社會，這個國家，積弱不振，其來有自，我想到就難過。

我想到我們上一代的人也是這樣，胼手砥足，辛苦一生的賺錢養家，終其一生為家庭奉獻，沒有自己的生活，直到退休或老死。遙想先父當年， 放下公務員的身段去賣早點，達二十年之久，直到我學成回國才放手，每每思及，不禁感傷心疼，人生如此無奈。

苦讀出身，白手起家，而有今日，作為一個醫師，又自小習於簡樸，養家活口自不是問題，然人生豈是如此而已？過多的財富我不希罕，虛榮的名位常讓我心煩，我不停地反省，這個人生得怎麼走下去？

我的能力，不只是個醫生而已，我也不願只靠醫生過一輩子，在急診奮鬥了十多年，團隊瓦解四散，無奈卻不後悔，走過的路，必留下痕跡，我要為急診醫學留下見證，所謂：「文章千古事，官場一瞬空」， 所以這本書，就如此應運而生了。

中華民國94年9月吉日於台北市

這是急診新鮮人該讀的急診入門教材和通識課程——國醫中心急診張立偉醫師

王醫師為我們急診的指標股，有一定的影響力——馬偕醫院急診盧立華醫師

他代表了整個醫界的良心——聯合報醫藥記者張耀懋

作為一位醫師，他站到了一個極佳的觀察位置——名作家劉墉

謹以此文，獻給有志於急診，以及我在急診共事的兄弟姊妹們。

我特別感謝盧立華醫師，是他引領我進入急診醫學的領域，亦師亦友、積極奮鬥，雖然環境險惡，不能抹煞我們的努力和革命情感，我們至今無怨無悔。

我也感謝大阪大學的恩師門田守人教授，以及城北扶輪社曾應魁醫師的提攜，他們賜給我機會來證明我的才華，能讀書、作研究，和會開刀，是可以兼顧的。

我感謝我的家人對我無窮止盡的信賴和支持，我有點抱歉的沒錢也沒閒，不過素來如此，也能習慣吧！哈！哈！哈！

New King

2005-11-27

目錄

1、上帝是公平的嗎？

多年前，因為事業發展遭逢瓶頸，升遷絕望、去留徘徊之際，我去拜訪一位教徒的朋友，大吐苦水，他很溫婉的安慰，雖無實質助益，好歹讓心裡好過多了，臨別時我突然發問道：「這個世間有公平嗎？」

總算不愧為資深長老，也不否認也不認可，他巧妙而委婉的說了：「上帝是公平的。」話說回來，什麼是公平呢？怎樣才算公平呢？這句話讓我苦思良久。

智、愚、賢、不肖，是天生的不公平；老子說：「賢者愚之僕。」國父孫中山先生也說過：「聰明才智越高的，應幫助弱小，克服先天的不公平。」可是往往有德、有才者生不逢辰，懷才不遇或有志難伸，這是人為的不公平；其他比如家世、背景、財富、權力，也是隨人所異，而有後天的不公平，再加上黨同伐異或族群偏見，人生之不公平隨處可見，無論是天生的或人為的不公平，要超越環境的限制，打破不公平，可說是相當困難的。

因為無黨無派、非教徒、非國立大學出身，又一口標準國語，很顯然的與當世不合，註定仕途多蹇、升遷無望。我體認到人生成就到此為止，必須另謀出路，「山不轉路轉，路不轉人轉。」在升遷絕望之際，我適時轉入另一領域，自我調整、積極學習，開創另一個生涯規劃，為了證明自身的能力和才華，我四出兼差、多方嘗試，寫作、畫畫、辦報、義診、授課、做研究、寫論文，身兼數職，忙得不可開交，收入節節增長，在仕途遭逢的失敗，由其他多方面多采多姿的回報過來，從小師長總是誇獎我的才華洋溢、創意十足，「這是上天的恩賜！」很多人如是讚許，也憑藉這樣高人一等的智慧，讓我的求學過程一帆風順，很容易的進入專業領域，並盡情施展，如同今日衣食無缺，名利雙收而游刃有餘。

因為世間沒有公平，所以遭逢不公平時只得自己認栽，然而轉進求新求勝，開創新局，相對於其他因故失學，就業困難，三餐不濟的人們來說，那樣的境遇對他們又是否公平呢？在人生奮鬥道途中，我也學會佈施、寬容與教化，期待這樣的努力，多少化解一些人世的不公平。

2002-12-22
聯合報

2、一封老總的來信

老王你好嗎？

當你收到這封信時，我已離職回去山上了，就如同過去，每換個院長就得來個大風吹一樣，樹倒猢猻散，正合我現在的處境。

遙想過去，每個值班的漫漫長夜，我們並肩作戰，一刀一刀的開盡夜裡急診送來的病患，你還曾豪氣干雲的說，白天是xxx當院長，晚上全院都只看我當院長！說完大家笑了半天，現在想起來，又是心酸又是甜蜜。

如你所說的，這個社會，乃至於這個世界，早已是族群化，除了每逢選舉大鬧一次外，各行各業都是族群強勢者爭雄，沒有弱勢者任何的機會，哪管你再怎麼用功，再怎麼聰明，宗教醫院主任非教徒不可，台大主任非台大不可，榮總主任非國防不行，而像我們這種營利醫院，則是誰賺錢誰大聲，就是這麼回事，無可扭轉，人世間的無奈，盡皆如此。

當年那位不可一世，曾對著我咆哮、摔病歷、當面剔牙、背面猛落井下石的惡婆婆，而今終於如願當上院長了，真是可喜可賀！只是對我而言，早已不構成任何意義了，我早已將此人自生命中剔除（就如同他曾當我的面剔牙一樣），我早已走出這樣威權的陰影了。

以前我常勸你，做急診終非長治久安之計，亂糟糟的環境、病人都很不客氣、做得要死沒人感謝你、很不像個醫生，沒想到日復一日，你居然能撐得這麼久，上回在醫學會上相見，看你氣色也還不錯，似乎沒有我想像的那麼差。

反觀這些年來，我苦苦守著外科這個位子，開過大大小小不同的刀，有的活有的死，終究沒有永生，看盡生老病死之後，也麻木了，人生不過爾爾；跟我開刀的，都沒有醫師執照，不是護士就是外助，頂多就是偶一為之的實習醫師（也還沒考照對吧！），外科食少事繁，後繼無人，現在連我也不覺得這一行有什麼高尚之處。

過完年我也45歲了，從小苦讀出身，而有今日，回首過去，還好浪費的時間不多，只是人生所剩無幾，自當珍重，我要好好的過我想過的生活。

拜拜！

3、診所如此便利，真可怕

同事李小姐，人稱超級敗家女，年年出國、濫買名牌不眨眼，年過三十猶待字閨中，基於同情，我偶爾會勸她存錢購屋以防老，每每被她回一白眼：「幹嘛這麼辛苦？買房子是男人的事，為什麼要我出錢？」我本想說婚姻遙遙無期或說男人不可靠等等，想想也是白說，硬生生的吞了回去。

有一天午休時間，我正在閉目養神，讓思緒輕鬆遨遊之際，突然背後一擊被叫醒，睜眼看是小李，只見她容光煥發、笑瞇瞇的出現在眼前。

「注意看我有何不同？」她說。

「沒有。」我隨口敷衍，正待重新趴下。

「注意看！」她的口氣非常強硬。

「你去洗頭了？」我看一下她的頭髮。

「不是！仔細看我的眼睛！」她兩眼發直向我逼近。

「你老了，有魚尾紋。」我老實說了，知道會挨打，所以低著頭。

「錯！再仔細看！」果然挨打。

我被迫睜大眼睛，仔細端詳，我看到她眼白上有一點血絲。

「你昨晚沒睡好，眼睛有血絲。」知道還會挨打，所以再低著頭，結果竟安然無恙。

「對了一半！」只見她巧笑倩兮的說：「我剛剛去作近視雷射手術。」這下子全辦公室的同事們都圍了上來，指指點點、交換心得，我這才曉得已有半數以上的小姐們都去做了。

真沒想到會有這一天，上班族會趁著午休時間，溜到診所作近視、拉皮、雙眼皮手術，就像去美容院一樣方便，診所開成這樣真可怕！我想說的是，各位小姐！你千萬別太得意了，並非老闆會來查班，也非老公會痛心存摺，而是身體的老化仍在進行，「逝者如斯，未嘗往也。」你的皺紋、視力度數、體力、記憶仍不停不停的退化、退化、退化，無法阻擋，無人可免，這是生命的不可逆變化。

你其實應學會去接納老化，去寬容老化，而非藉科技來麻醉自己、欺騙別人，尤其要避免花太多錢。

4、診間笑話

對面而已

醫院為了診療方便，將X光室設在診療室對面，需要照X光的病患，只消五分鐘便可取片判讀，非常方便。

有一天在診視病人後開立X光單，對病人說「到對面照X光後再取片回來。」結果等了半個多鐘頭，才看見病人滿頭大汗的跑回來，一問才知原來他竟然跑到了醫院對面的檢驗院去照，難怪搞得這麼久。

無妄之災（1）

某公有抖腿的小毛病，一日去看球賽，一手搭在球場邊的鐵絲護欄上，閒來無事，打起哈欠，腳又不經意的抖起來，遠遠望去，有如觸電般的動作。沒想到有球員誤以為真，急忙舉起木質球棒，劈開鐵絲網，造成某公左手骨折。

無妄之災（2）

林先生晚上在廚房水槽看到一隻蟑螂，連忙拿噴效克蟑予以誅滅，不料越噴越多蟑螂瘋狂竄出，一發不可收拾，林先生一時殺興勃起，拿出打火機予以火攻，說時遲那時快，轟然一聲引起大火，造成全身包括臉、胸與雙手之二度燙傷。

我感謝您

醫院為了改善急診品質，由主治醫師駐診，一般民眾並不瞭解，還以為仍停留在從前只有年輕醫師駐診的時代，常常鬧笑話。

有一次為一個病人診治完畢，病人很客氣的說：「你把我處理的這麼好，我很感謝，不過，您，是實習醫生吧？」

我微笑著搖頭。

「那，你一定是住院醫生了吧？」

我還是微笑著搖頭，把他送出門。

我說：「您把我看得這麼年輕，我很感謝您。」

做什麼像什麼

R醫師比較邋遢，有護士調侃道：「R醫師若脫下醫師服，看起來絕不像醫生你信不信？」

只見R醫師不慌不忙的回道：「我脫下內褲，看起來絕對像個男人妳信不信？」護士羞愧退去。

終身為囚

某人中年得子，十分疼愛。

某日帶去算命，算命仙說是－－終身為囚，週日放風。

某人大怒拂袖而返，從此對其子勤教嚴管，足不出戶。

及長考上醫科，畢業後即開業行醫，從早到晚無休，僅週日下午休息，終身如一。

補習找爸爸？

因為科內事故頻生，士氣低落，我建請院牧部每週一次，帶著同仁做晨耕。不料參與者寥寥無幾，總醫師們每每急電要我出席，煩不勝煩之際，我告訴他：「你國中時成績不好你老爸會如何？」

「會擔心啊！」他回說。

「你爸爸會幫你找家教吧！」我再說。

「是啊！」他回答道。

我切入正題道：「可是你會叫老爸一起上課嗎？」

一片死寂。

從此沒有人再找過我。

你會紅？

病患被狗咬傷，眾口一致的問題是：「我會不會得狂犬病？」

為了安慰病患，強調狂犬病在國內已絕跡50年，醫生有時會套用時下一般政客和演藝人員求名若渴的心態說：「若得狂犬病，全國的記者都會找上你，你就出名了。」讓病患瞭解得狂犬病的可能性微乎其微。

有樣學樣，有一次一位小護士引用來勸慰病患，反而被投訴「遭到護士惡意挖苦」，可見凡俗的人，對同樣一句話的闡釋，竟如此之不同，可不慎乎哉！

如何防治性騷擾

由於層出不窮的性騷擾案，讓醫院主管大傷腦筋，為了迎合眾望而頒佈了性騷擾防治條例，卻只是紙上談兵，並未能實際提出解決方案，於是有好事者建議護士小姐應隨身夾帶針頭，讓鹹豬手不敢擅出祿山之爪，還有人建議夾在肛門口，如同女王蜂般，眾說紛紜，莫衷一是。

某位小姐最厲害，上班時突發「綺」想，狂呼：「誰摸我屁股？」語驚四座，人人自危，退避三舍，可說是防治性騷擾之絕招。

可是她也因此付出代價，年近四十還嫁不出去。

沒做過也會開

凌晨時分，召喚外科醫師回醫院開刀，很不容易，各科醫師都很會推託，理由一堆。

這天急診來了個大腿刺了把刀的傷患，就面臨到各科互推的窘境，有的推說非其專長，有的推說夜深路遠沒車，有的說先住院天亮再說等等，就是沒人肯來。

有一位整型外科醫師竟然推說沒開過這種刀，最後我只好耐著性子對他說：「婚前我不近女色，唯一的性知識是來自色情電影……。」

接著，我緩緩言道：「可是結婚當天晚上還是得做，沒做過也會開！凡事總有第一次」

如何叫醒病人

車禍後一位妙齡女郎被緊急送至急診，全身上下並無明顯外傷，只昏迷不醒，任憑醫護人員如何呼喚，病患她依舊是動也不動。

隨後趕到的外傷科醫師捲起袖子，隨口道：「把衣服全部剪開來檢查！」

忽然間病患一躍而起，說：「我沒事！」

因為毫髮無傷，連掛號都不必，直讓大夥兒傻眼。從此大家學到，叫醒病患的方法。

有何關係？

早會做病例報告時，住院醫師報告一個中毒的病例，某位外科醫師認為偏離外科範疇，很不耐煩的打岔說：「這和我有何關係？」

主任立刻打圓場道：「有一個企業小開，有一天去公司向爸爸要錢，看上了一個小職員，幾經追求後未婚生子，卻始亂終棄，鬧上法院，在庭上小開也講同樣的話：『和我有何關係？』」引起哄堂大笑。

醫師做久了，分科越來越細，反而畫地自限，忘了醫療的本位是追求一個完整的健康的身體，所以即使是外科醫師，也應具備內科的知識，內科醫師好歹也要知道何時需手術治療，所以在外科晨會裡，偶而談談內科的東西增廣見聞，有何關係？

醫生真假仙

經高人指點，看診時遇到女性，不論年紀，都稱呼小姐。

這天來了老太太，我指著X光建議她：「小姐，你得多喝牛奶來補充鈣質才好。」

只見她點頭稱是，還說：「尤其是快要生了。」

「不會吧！」我忍不說：「阿婆仔生子，甲拼?！」引來哄堂大笑，連她也笑出眼淚。

回頭一看，她的大腹便便的媳婦笑著走了進來。

誰來負責？

科內由護理師保管的相機不翼而飛，主任裁示由全體護理師負責賠償，引來一片抗議聲。

有多嘴的醫師好心勸慰：「假如千金小姐的肚子大了，即使是別人搞的，負責看管閨房的丫頭難道能置身事外嗎？」

總算讓護理師們聽了心服口服。

轉診

人球案曝露了醫院收治病患的階級歧視，考紀會砲聲隆隆。

將心比心，若李前總統來本院會找不到床嗎？

若李前總統心臟病要轉診，會轉到哪裡？

台下冒出一個蚊子般地回答：「轉到日本！」

引來一陣爆笑。

官僚標準程序

急診醫師轉診失誤，造成人球案，檢討而後回歸標準程序，流風所及，醫護人員皆以此自保，於是開刀成功病患死亡，則稱是按照標準程序；人工受孕失敗，是按標準程序；至於照會各專科會診遲到，則按標準程序告發，搞得人心惶惶。

有對情侶衝入急診，主訴30分鐘前忍不住發生關係，想掛號來驗孕，遭急診醫師以「非急症」拒絕，病患怒而投訴，從此更多了項「退掛標準程序」。

2004臺北醫師公會會刊

5、機車末路

近日台北市規劃機車停車收費，引來社會上機車族一片撻伐聲浪，認為中下階層賴以謀生之交通工具橫遭剝奪、生存權利頻遭打壓，頗多委屈，其實細細想來，機車對中下階層來說真是缺之不可嗎？那四通八達的捷運和公車的設置又有何用呢？

還記得三四十年前，機車可是一般市井小民可望而不可及的奢侈品呢！隨著日本政府之以鄰為溝壑，大量傾銷至東南亞，民眾貪圖方便而至於今人人擁有，乃至於滿溢成災，而今機車竟然成為社會中下階層的代表，這算是社會的進步？抑或是帶來災難？實讓人難以臧否。

由機車造成的災難除了空氣污染、噪音、交通混亂外，還加上竊盜橫行、防不勝防的社會問題，但這些都還比不上機車肇事傷亡，所帶來多少家庭和個人的悲劇，雖然強制配戴安全帽可以減少一些頭部外傷的死亡率，但每年因胸部、腹部、腰部等其他部位傷害造成之死傷人數亦不在少數，可以證知機車本身設計上之缺陷，其先天上「人包鐵」的缺陷，終究難免淘汰的命運。

機車肇事除了自傷外，還常常傷人，根據統計，台北市老人意外傷害致死者以交通事故為首，絕大多數是行經馬路被機車撞及致死，主要發生於清晨和黃昏，老人家出門散步之時，很多未帶任何證件，以致無名屍冤死的慘劇不少，機車之逐出市區，實已為大多數市民的共同願望。

政府近年來大力整頓交通，提倡大眾運輸系統，勸止私人汽機車，寓禁於征，空污稅、燃料稅、牌照稅，稅稅更高；汽油錢、修車費、超速罰單，限制重重，而今再加上連機車停車都要收費，在在壓縮機車族的生存空間。另一方面，最近台北市區整修人行道時，在高低落差處都做了斜坡，一方面防止行人跌倒，另一方面也便利腳踏車通行，在給予汽機車處處設限和寓禁於征的同時，政策上明顯的是要將市民導向大眾運輸系統和個人腳踏車的使用，這也是先進國家共同的做法。

隨著時代的進步，人們對於交通工具的要求，不再只是方便代步而已，安全、健康和環保意識的提昇，促使機車族之窮途末路提早到來，今天停車收費，明天禁入市區、禁行巷道之日已然不遠，奉勸機車族趁早變賣脫手，反樸歸真，讓機車回歸鄉野山林，還給市區和住家一個安全、乾淨、整齊又安靜的生活環境吧！

6、撒旦之瘤

李伯伯是我們這個村子的老鄰居，當了一輩子的公務員，奉公守法、敦親睦鄰，還曾當選過鄰長和里長，是大家心目中的老好人。

自從退休後賦閒在家，原本和街坊鄰居相處融洽的他，突然像變成另外一個人似的，不再和人有說有笑，而是見人就罵，更怪異的是，整天淨說些日本話，穿和服、只吃日本料理、喝清酒，還老說要回日本去歸化，好像前輩子是日本人似的，這對歷經八年抗戰的老一輩的人來說，簡直與漢奸沒有兩樣。

尤其讓人無法忍受的是，他公然撕毀活動中心的國旗和先總統遺像，對著村外的土地公廟小解，說是要解放民主、破除迷信，還嚷著要對前來排解的警員潑糞，嚇得大家抱頭鼠竄，躲得遠遠的。

幾年下來，因和家人鄰里不和，常生齟齬、紛擾不斷，兒孫輩紛紛遷出，故舊鄰里都割袍斷義，少有往來，只留下老伴勉為其難，原以為他會自作自受、晚景淒涼，怎知肉腐生蟲、魚枯生蠹，反而引來一堆死忠信徒，每天聽他談古論今、評論時事，這中間當然也有一些不懷好心的失意政客，騙走他不少退休金，有彩券和樂透迷來求明牌的，還有族群偏執份子、地痞流氓，也有一些好事之徒窮開心的，居然搞

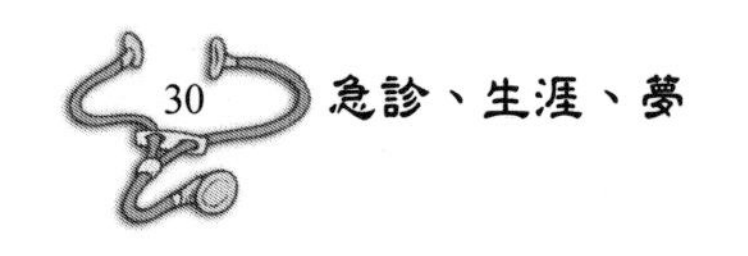

得有聲有色、滿堂滿座，儼然為民主殿堂、自由燈塔，正如他常掛在嘴邊的一樣。

有一天，正值他在民主講座中口沫橫飛、滔滔不絕之際，突然整個人向後倒下，接著抽搐不止，一旁的信徒原先還當是教主發功了，紛紛起立鼓掌，爭擁向前膜拜，只是一發不可收拾，嘔吐、昏迷、大小便失禁、倒地不起，大夥兒看情況不對，連忙叫車送來急診，經電腦斷層檢查才發現為腦膜瘤，常因而使人性格迴變、甚而有被當成精神失常者。

經過手術治療後，他回家休養，重過平凡清靜的退休生活，不再譁眾取寵、不再激動昂揚，他又變回原先那位慈悲寬容、安祥和熙的老人家了，過去的狐群狗黨自討沒趣、一哄而散，他甚而不記得誰是誰及過去種種，我們村里，又恢復了往時的和樂。

2003-1-3
聯合報

7、論文作嫁妝

我結婚時，剛回國不久，一窮二白，連聘金都少得可憐，厚著臉向準岳父呈上我的論文和學位證書以明志，所謂「秀才人情紙一張」，居然蒙老人家不棄，很便宜的把寶貝女兒嫁給我，就這樣一轉眼間，也結婚八年了。

現今供職於醫學中心尸位素餐，身為醫師，即使居於今之經濟衰敗年代，生活倒也還過得去，養家活口綽綽有餘，我原本出身寒微，習於儉樸，而今收支毫不吃緊，沒有經濟的壓力，升任資深主治醫師後上進之路已絕，人生至此已無奮鬥的目標，每天晃呀晃的窮過活，反而有一種哀大莫過於心死之感。

在過去的十年裡，我如同其他當初志同道合的同事一樣，在醫界裡努力打拼，時時不忘充實自己，認真看病、參與學會，並以改善急診醫療品質為己任，而今年已不惑，天命已知，我改走教學和研究之路，省去每天每夜無聊的臨床例行作業，期許能盡一己之力，提攜年輕後輩。

於是我開設外傷防治課程於大學，創立研究小組於醫院，登錄外傷資料、設立動物實驗模式，廣泛在報章雜誌與新聞媒體投稿，闡述保健相關資訊，希望能結合研究與臨床，走出一條新的路來。

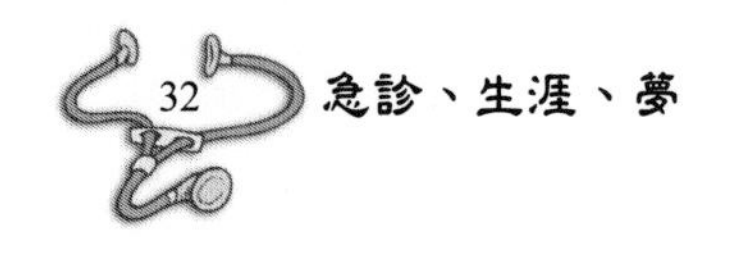

現在是分子生物當紅的時代，好像不從事這方面的研究，不寫這方面的論文，就不能稱科學，基礎醫學研究者，未將最實用的臨床方面的研究放在眼裡，然而絕大多數的基礎研究都無法立即實用，其實只是陽春白雪而已，如何在兩者之間搭起橋樑，擴大合作範圍，提昇研究層面，來做一些和臨床相關、現學現用的東西，這是我一向以來的理想。

而現在最基本的工作是論文的生產，藉著不斷的寫作來開展彼此的合作契機，就如同古人嫁女兒，老人家都有陪嫁相隨，我也希望透過科內前輩的共同努力，能讓年輕總醫師或升任或另有高就時，也能各有一篇論文作聘嫁，讓他們能風風光光的嫁出去或娶進來，也許有點引喻失義，不過聊表寸心而已。

8、醫療第二意見的必要

林伯伯是二十年前我們眷村的老鄰居，當他透過家母來醫院找到我時，已是直腸癌末期，根據家屬敘述，自退休後多年來，他總是抱怨漲氣沒胃口，只是在附近小診所看病拿藥，並未做徹底的檢查。

「你們都沒徵詢過第二意見嗎？」我問他的家屬，只見他們面面相覷，一臉茫然道：「是有到大醫院看過門診，可是醫生也沒說什麼。」我搖頭嘆氣，一般病患看病，總是人云亦云的像無頭蒼蠅似的四處看病，在醫院裡排了三個小時門診，見到醫生會談不過一兩分鐘，這叫做採購式醫療，不算真正的第二意見。

我把超音波探頭放在他的腹部，看到腹水和腫瘤時即建議他轉診大腸科，入院手術，並打電話給當科關照一下，做好人工肛門後不久發現有肝臟轉移，他遲疑不定時來問我的意見，想接受其他家屬的建議吃中藥，我當即勸說，隨便接受一些毫無根據的民俗療法，當作是仙丹妙藥，傾家盪產來採購，受騙上當至死無悔，這絕非真正的第二意見。我看到腹部電腦斷層片子上僅是單一的肝轉移，即建議他接受手術切除，術後恢復良好。

半年後，有一天他突然倒地不起，這次檢查發現有肺臟與腦部多處轉移，而人已昏迷不醒，家屬在慌亂中急電找我幫忙，我衡量整個情況並參酌當科醫師的意見告知病危實情，並建議他們簽具DNR（拒做心肺復甦術），幾天後他在家屬的陪伴中安然過逝。事後家屬對我十分感謝，我推說自已人不必客氣，其實這是所有醫療系統或任何醫療保險、任憑白金卡也無法提供的服務，這是醫師的家屬和朋友所特有的權益，這才是真正的第二意見。

古柏曼醫師所著「第二意見」書中，真正能得到第二意見實惠者，不是醫師本人及家屬、不然就是醫師之友人，非一般病患所可享有的特權，何也？乃因第二意見之提供費時耗神，終非醫療例行工作那麼簡單。僅由市面上醫療保險，各式各樣白金信用卡優惠服務千奇百怪，有升等商務艙、有理財顧問、有愛車道路救援等等，可就沒有哪家公司敢提出第二意見的諮詢服務，可見其困難程度。

其實要做到真正的第二意見，必須設立醫療顧問公司，由醫師本身來主導各科資訊收集、確認當今正規治療之臨床路徑、解讀臨床檢查的意義和文獻研究的涵義、找到國內真正的好醫師列入諮詢資料庫且當作推薦的對象、安排由門診、入院、手術、治療、出院、追蹤、療養至終身的整個過程之建議，這也是我最近一心想積極籌畫的醫療諮詢工作。

當今之全民健保已變成是社會福利的政策，其虧本經營原本必然，其品質之難以提昇實屬當然，故偶一調漲規費即引發社會爭議亦屬自然，我們只能把它當做是醫療保健之基本消費，而非敢奢求其他更高水準的表現。民眾若真要求更好、更精確、更有效率的醫療，到頭來還是要自己再多付費，不然就要交到親如家人的醫師朋友，才能獲得真正第二意見的提供，這是最現實不過的事，不願承認或不肯接受的人都只是掩耳盜鈴罷了。

2002-9-3
聯合報

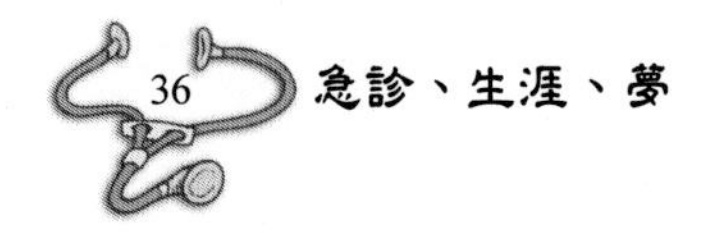

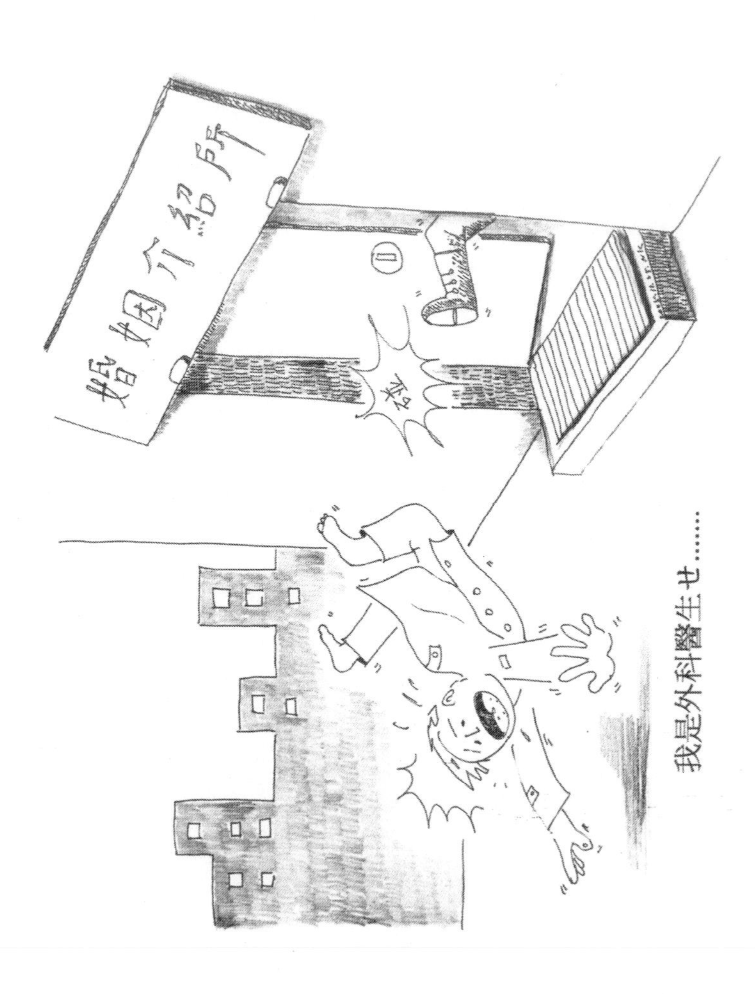
婚姻介紹所
我是外科醫生也……

9、簡樸成習

三十年前，全世界經濟蕭條時期，正逢先父退休無業，家境苦不堪言，當時唸高中的我，有一次向父親抱怨，每天中午在學校都只有吃陽春麵，吃都吃膩了。先父苦笑著對我說：「我每天中午只吃兩個饅頭而已。」當下自覺羞慚，無言以對。

言猶在耳，往事歷歷，歲月悠忽而今年已不惑，拜父母親之賜，得以接受高等教育，取得醫學博士學位，有一份安定的臨床工作，惜父親已逝，未及安養，每每思及，痛悔不已。

早年窮困，苦讀出身，反而看淡名利，所以不開業不應酬，不抽煙不喝酒，不追流行不迷偶像，不訂雜誌不看電視，電腦一用十年，十年一套西裝，裝潢家俱DIY，非不得已不拜託他人，每月花用有餘，則捐贈慈善事業以節稅，認養窮苦兒童，收支相抵，歲末年初，同事們皆為高額所得稅頭痛時，我自逍遙。

這些年以來上班時，我從未花錢在三餐上，早餐由醫院供應稀飯，午餐則吃早餐吃剩的，晚餐回家吃，十年如一日，每每遭同仁嘲笑小氣，不為所動；每次看到早餐的稀飯還配有小菜，菜色雖千篇一律很少變化，可是我遙想起宋朝的范仲淹當年卻只有白稀飯呢！怎不應感恩？

我唯一的可觀花費是買書而已，不過話說回來，也絕不吃陽春麵（真的是小時候吃怕了），因為吃得少而簡單，體重十年不變，我至今還穿著十年前買的牛仔褲！

我很同情近來因經濟不景氣而三餐不繼的人們，我祈求上帝給我們力量，度過三十年一輪迴的經濟蕭條，而當否極泰來之時，也要感恩，莫忘初衷，儉樸過一生。

10、我的學生在哪裡？

老友在鄉下開業多年，畢業至今二十年未曾聯絡，有一年六月底，新進人員報到時，一位實習醫師拿著他的名片來訪，說想到我這裡實習；「想要做一位術德兼修的醫師一定要跟王醫師學。」老友如是對他建議，我聽了不覺莞爾。

我把這個提案轉呈主任及醫教部，希望他們能惠予安排，結果回來的答覆是「與體制不合」，結果他仍然得和其他實習醫師那樣，排班順序到各科實習，此案終至不了了之，年輕學子雖一心上進，終究不得不屈服於白色巨塔的傳統威權，浮沉於醫海自生自滅，如同我輩當年一樣，絲毫沒有任何選擇或拒絕的權利。

然而今天醫教會居然發文給我，要我繳交教學點數，以向衛生署申報臨床教學津貼。我看了公文覺得又生氣又好笑，生氣的是根本沒有年輕醫師被派來本單位實習，何來的教學？我感到好笑的是，如今教學竟然得以教學津貼來當誘因，可見臨床教育之荒蕪，而夫子之愛財有道引人訕笑，孟子不是曾言：「王何必曰利，亦有仁義而已乎？」身為醫學中心的資深主治醫師，臨床教育乃天職也，王何必曰利？

臨床教育要如何規劃才算圓滿呢？多年來我以

主治醫師之尊，埋首於臨床工作，身兼實習與住院醫師的工作，夙夜匪懈、浪費青春，然而常苦思不得其解，何以前不見古人後不見來者？是這一科太累，乏人問津？還是因為缺乏願景，無以為繼？話說回來，如果時光回轉，讓我重新選擇，我仍矢志不移，不變初衷，我是絕不會像現今一些年輕人那樣選擇皮膚科或眼科的。

越過四十而不惑，直逼五十而知天命的今日，我逐漸摸索出一點線索，各行各業、三教九流都一樣，「道可道，非常道。」想做怎樣的醫生，想做到怎樣的層次的醫生，其實到頭來還是看自己的選擇，生涯教育原本沒有年限、沒有極限，保持終身學習的態度，教學相長、溫故知新，不只是醫師，也是讀書人應有的態度。

就臨床教育而言，我常常捫心自問，要怎樣才能為學生做到最好的安排，避免浪費時間，教學要做到怎樣的程度呢？怎樣才算是最好的醫師呢？會開各種手術算不算好醫師？很會做研究、寫論文算不算好醫師？和顏悅色、視病如親算不算？長袖善舞、做到主任或院長就是成功嗎？不拿病人的紅包就很偉大嗎？

話雖如此，然而臨床技術的基本，研究發表的方法，待人接物應有的態度，應該仍是身為臨床教育者，無論言教或身教，至少要完成的教學任務。現在握有權柄和財源的衛生署和健保局，可說是提昇臨床教育的關鍵，先由各教學醫院擬定教育計劃送請衛生署審核通過，按部就班、照表操演無誤，國考和專科考試著有佳績，誤診和糾紛減到最低，有這樣的教學水準才是醫學中心評鑑的根據，而非看醫師人數或病患多少來決定，期待各方有志於學與有志於教改的醫界賢達們共同努力，以改善如今臨床教育有如放牛吃草的窘態。

2002-12-11

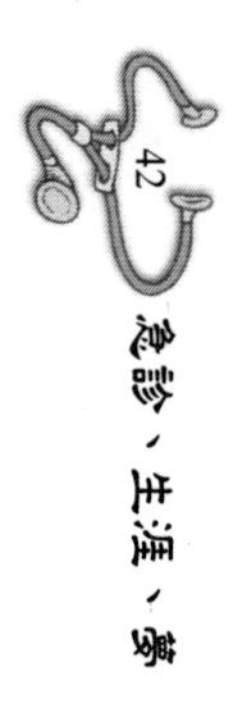

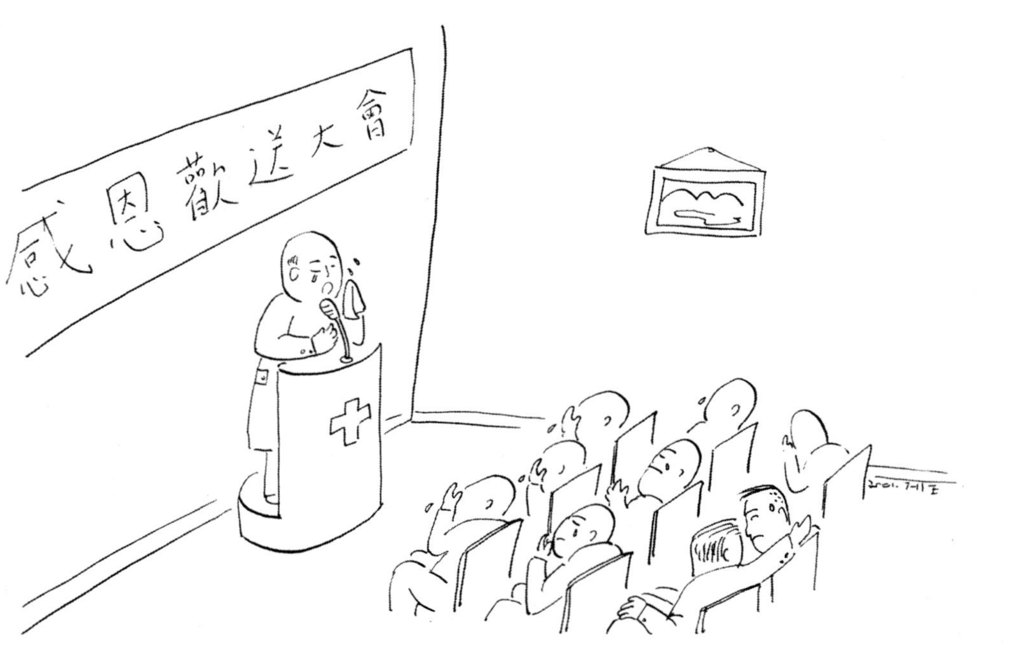

下個月分紅可以分到多一點了。

11、我醫界的前輩們

多年前，考上公費留日獎學金時，興沖沖的跑到主任辦公室報喜，只見主任冷冷的說，在本院工作不需留學進修，只要好好值班，乖乖聽話就可以升等云云，強令我放棄。苦讀多年才如願以償，我當然捨不得放棄，只得辦理離職，當我要求層峰之介紹函時被一口回絕，甚至當我要申請在職證明書時，拿回來一看，證書上赫然是大剌剌的寫著「違約離職永不錄用！」讓我真是哭笑不得，始知眼巴巴祈望醫界前輩們之提攜只是空想，前輩們不過是前途的絆腳石而已。

五年後學成歸國，初入外科時，即有同窗好友提醒曰：「你們主任是所謂的踩著下面的人往上爬的傢伙。」當時笑笑不以為意，後來共事日久，才慢慢覺醒所遇非人，於是趁著還年輕先溜為妙，以免麻煩，只是主任的陰影如鬼附身，常在新單位現身，「聽你以前的老闆說到你………。」想來一身冷汗。倒是我也聽說當年留下來的，都一一挨整，或下放冷門科系或留級不得晉升，沒有一個有好下場，我很慶幸自己的先見之明。

俗語說：「滾石不生苔，轉業不聚財。」好像正是在挖苦我似的，自大學畢業後，輾轉周旋，待在一個地方從未超過兩年，老同學說都是那個博士學位的光環太耀眼，所以無法見容於上司，雖然我每每指天誓地的表示，絕無貳心、不會搶位子，別人終究還是感覺芒刺在背，非除之而後快。好不容易在一處待長了一點，總會有人來挑釁，有一回在停車場裡，院長的司機狗仗人勢，硬要我把車位讓給他，兩人吵了起來，風聲傳了上去，不分青紅皂白的，第二天人事室的撤職令就下來了，真有效率！

因為不諳世道人心，動輒得咎，搞得自己傷痕累累，後來透過友人的安排，盡棄所學，改行另起爐灶，保持極低姿態，縮頭縮尾，躲入一家大醫院裡尸位素餐，如是平安度過幾年，我慢慢體會到：「摸魚打混平安無事，苦幹實幹撤職查辦」的人生實況。

有一次看到院方之進修通告，一時興起也隨人去試試看，核對申請的條件：年齡、語文能力、職等銓敘、論文研究等等無一不合，心竊喜之；只是當向主任提出申請時，第一關即被駁回。

「本科同仁申請出國進修必須遵照輩份次序！一個回來下一個才准出去。」主任引經據典振振有辭，只是我私下盤算，當時本科主治醫師共二十人，而我資歷最淺，一位醫師出國平均若需兩年，估計輪到我時已是四十年後的事了，是時高齡八十好幾，可謂墓木已拱，還出國幹什麼？

在醫院裡和我最要好的是當年的總醫師，雖然多年後的今天，大家都已升任主治醫師了，我仍然感念當年一起值班、一起開刀、同甘共苦的革命情感，見了面也是直呼「老總」，倍感親切。幾天前聽說他被下放地區醫院，大家為他餞行乾杯之際，酒過三巡，談到醫界前輩大老，莫不切齒痛罵，很有懷才不遇、有志難伸之慨，只是回頭細細想來，千里馬常有，伯樂難得，自古皆然；更何況當今之世，成人之美者少而敗事有餘者眾，故不能不有防人之心，尤其是醫界同仁個個精得像猴兒似的，勾心鬥角習以為常，如爭論文排名、爭升遷機會、爭出國進修、爭休假次序、爭病人多寡、爭診間大小，爭族群政黨異同，反正無所不爭、無所不用其極，外人看似不可思議，其實各行各業都是一樣，人情冷暖、世態炎涼，其實是人性本如此，無可厚非，要以平常心視之。

2002-11-27

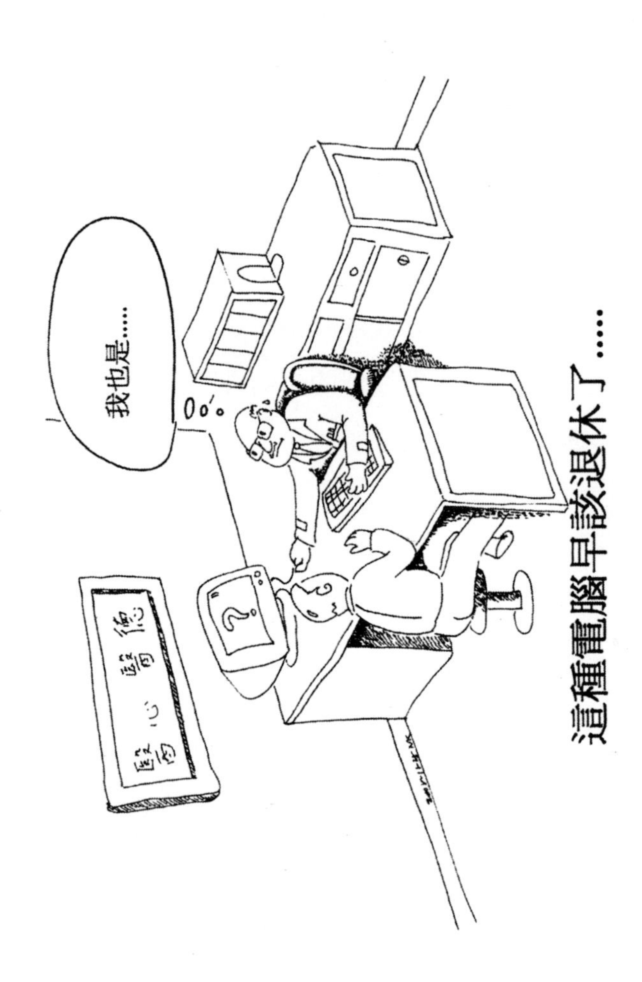
我也是……
醫心醫德
這種電腦早該退休了……

12、退休的嚮往

因為人事凍結，升遷絕望，所以科內同仁紛紛自請離職，另謀高就，留下來的都暮氣沉沉，得過且過，或靜待退休或騎馬找馬，一副末世喪亂情景，令人不勝唏噓。

我悄悄的向人事室打聽優退的相關事宜，不料立即被轉到讓人事室主任親臨解說，並勸我留下多打拼幾年云云；我應該夠機靈，了悟一定是探聽者眾，引起人事騷動，所以主任才親自出馬「釋憲」，其次也可探知院方留人與否的意願。

經過人事主任詳談後，始知優退須待年資十五年，不然就是須年滿六十歲，對我來說都是要等到民國百年以後的事，而且小兒年幼、老母健在，所謂是「養家尚未鬆口，同志仍須努力。」如今的工作，雖了無新意，待遇倒是過得可以，所以還是勉為其難的待下來吧！

退休雖不能致，然心嚮往之，不可不趁早規劃，要老來無憂，首先必須身體康健，所以須及時養身保健，其次不能窮困潦倒，故趁早開源節流、習於淡薄生活，存點老本好用，最後就是要從心理面來調整。

我既不願意像王永慶那樣，終身奔波操勞、打拼賺錢；也不願意像李登輝那樣，一生勾心鬥角、眷戀權位；至於像德雷莎修女那樣，無怨無悔、無私無我的付出，對我這樣的凡夫俗子來說，實在也人生何苦?我願意像劉其偉先生那樣，多采多姿卻又無牽無掛的老後生活，我認為這是老天爺對我這一生辛苦耕耘、善有善報、最實惠的一種報償。

2002-12-2

13、多子多孫多福氣嗎？

三更半夜被叫起來處理小鬼打群架的傷口，讓我感到極度的煩躁，忍著一肚子的無名火，手下飛快操作縫合傷口，待得換藥完畢抬頭一看，整個急診擠滿了家屬，有男有女，個個年少口無擇言，或坐或立，吵雜不休，醫院的警衛和保全也警覺的圍了過來，讓原本狹窄的急診室，變得更是水洩不通。

一個小混混搖晃著走過來，問我：「會死嗎？」一副很沒教養的樣子。

我頭也懶得抬，職業性的回答說還要留院觀察一下。

另一個小鬼抽著煙接口說：「做醫生很好賺吧？」

我根本就不想多說一句話，多虧一旁的護士很凶悍的說：「要抽煙出去出去！急診室不准抽煙。」

這時候門外衝進來一個蓬頭垢面的婦人，看到傷患劈頭就是大罵死小孩吃飽沒事又打架云云，再左罵這個沒禮貌右罵那個不規矩，顯然是這群小孩的家長。

等她教訓完小孩才回頭問我：「沒事吧？」

於是我就事論事的解說傷口的位置和處理的方式，護士則忙著對她說明頭部外傷的觀察衛教與門診預約掛號，警衛則過來做筆錄。

等著忙得差不多了，我看她精疲力盡的癱坐一旁，忍不住問她：「難道這些都是你的小孩嗎？」只見她很無奈的點點頭，倒讓我大吃一驚，現在能生那麼多小孩的家庭真是不多了。

自十八歲那年奉子女之命結婚之後，一年一個從未間斷，而今年三十出頭已是子女滿堂，中間除掉夭折的、病死的和車禍致死的，也還有十個，個個未受完整教育，等不到國中畢業即就業，男的做水電粗工、女的賣檳榔，個個自食其力，卻沒有一個賺錢會拿回家來。

「巴望著能生出一兩個有出息的小孩，只是全都槓龜。」她苦著一張臉道。我忍住笑很好奇的再問：「你老公一定很辛苦賺錢吧！」

她搖頭揮手說，因酒醉車禍，至今無業，整天躺在床上休養。

真是屋漏偏逢連夜雨，竟有如此苦命的人。連護士都忍不住過來安慰，還有人自掏腰包給她回家車錢。我只有聳聳肩回到值班室躺下，開始考慮是否要做輸精管結紮的問題。

2002-9-6

14、我們的美麗境界在哪裡？

驚聞首屈一指的明星高中，再再發生學生自戕事件，震驚了整個社會，也讓教育界看傻了眼，始知EQ和IQ之失衡，居然可以判若雲泥，原來連數理資優生，也有如此嚴重的精神問題，未能即時輔導和治療，以致於走上絕路，怎不令人扼腕？

其實精神異常與否，對社會、對人類的貢獻並非絕對有或沒有，社會固然須要共同遵守的一致律法，但教育和生活卻沒有僵化設限的必要，若能讓梵谷得到照顧多活幾年，或讓海明威接受心理治療避免自戕，也許我們後世能享有更亮麗的作品，天才早夭總是可惜，留給後人無限的遺憾和感慨，對於數理資優生之不幸，我人亦有同感。

就如同電影《美麗境界》一樣，片中主角約翰奈許，原是個數學天才，保送進入名校麻省理工學院就讀，他個人的特質是固執、自閉、目中無人，沒有什麼朋友，而他終究能開創博弈理論，完成論文、取得學位、揚名學術界，娶得美嬌娘且有很好的工作。只是三十歲之後他開始發病，時有幻想症，讓他言行失常，自殺和外遇不斷，導致婚姻和事業的失敗。可是在妻子的耐心幫助和尋求醫療下，他居然仍能遊走於校園，毫無限制的思考，繼續從事學術研究，最後還

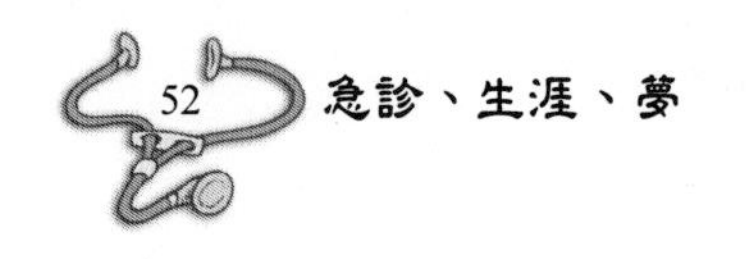

竟能突破精神分裂症，獲取諾貝爾經濟學獎的殊榮。

試想，能容許一個瘋狂的天才，自由自在於學術的天地裡，整天可以大剌剌的在校園裡晃來晃去，發作時或喃喃自語，或嘻笑怒罵，這在台灣是不可思議、無法容許、無法想像的做法，這樣的病人大多關閉在杜鵑窩不然就是遺棄於家裡，似乎也只有國外、遇到貴人，才有這樣的機會，也難怪國內許多精神病、自閉兒和腦性麻痺者，均須遠赴國外就醫和就學，才有追求各自發展潛力的機會。哀哉！同樣的精神疾病，別人悠遊太虛之表，還能拿諾貝爾獎，我們卻未及開花、早見凋零，說來神傷。

片名「美麗境界」到底是什麼意思，很值得深思。究竟是指獲取諾貝爾經濟學獎的人生美滿境界？還是指主角本身擁有一顆美麗的心靈？或是本片中所有肯包容、肯幫忙的人都有美麗的心靈？抑或是他克服精神障礙，造就了自身美麗的心境？片子自始至終，未曾點明，留給大家相當寬廣的想像空間。有一點可以肯定的是，即使有心智和精神之障礙，仍不被遺棄，仍有供其發展的機會，這種環境可說就是「美麗境界」。

2003-2-9

15、貧與富

諾貝爾經濟獎得主麥克法登曾說，為什麼人類有貧富之差別，基本上是一種運氣，按照中國人的講法就是「命」，有人生在富豪之家、有人生在三級貧戶，這是命中註定，無可奈何。

不過貧富之間，有時是可以逆轉的，比如生於台灣三級貧戶的阿扁，藉著讀書考試，可以做律師、市長、甚至總統，榮華富貴一生，這是台灣才有的機會；若是生於非洲或中東，連年征戰，流離顛沛，可說是毫無機會，徒呼負負而已。

在公平安定的社會裡，教育提供人民脫離貧窮的機會，能不能善用機會，則在乎個人的智慧，有的鄉下土財主重男輕女，溺愛兒子敗盡家產，卻不讓女兒讀書，所以兒子不成材、女兒早早出嫁，終究是家道中落。

身處寶島台灣，有人一輩子困窮，究其因可能是自取其咎，常見民眾花天酒地、吃喝嫖賭，白白浪費辛苦所得，尤其有些勞工朋友，檳榔、煙、酒不離手，原本賺得就不多，額外花費卻不少，想要存錢致富，想想也難。

然而在一個社會安全欠缺的地方，貧富異變之易，讓人很沒安全感，你以為開業當醫生很有錢嗎？

一個醫療糾紛，就可以搞得醫生傾家蕩產，更別說是常淪為綁架勒贖的對象了，而這在台灣和東南亞社會可說是司空見慣的事，也難怪有辦法的人皆爭先恐後的移民他去。

話說回來，什麼是貧、什麼是富，有時也很主觀，端視各人自我認定，我們的財政部長總是叫窮，可是健保局的四個多月的年終獎金，卻是豐厚得可以；經濟蕭條失業者眾，但看各家寺廟教堂金碧輝煌，供養充裕，有的甚至介入政治，獻金政客黨派，卻是出手闊綽，大方得很。另外看看各大企業主，一定個個窮怕了，否則不會老毛老至，還不肯退休地仍拼命賺錢。

坊間書店盡多是教人如何致富的著作，街頭巷尾隨處可見彩券熱賣，人人都忙著在賺錢、夢想發財，可曾思索如何節約省儉之道？而賺了錢、有了錢、買盡所需後是否就天下太平、萬事如意？在賺錢的過程中喪失健康和親情固然不值，有錢之後的人生如何度過才有意義，仍是得細細思量，而財富積蓄到何時才叫做有錢，也是值得反省的問題。

想想自己，衣食無缺、有房子、有車子、有老婆、有兒子，存摺裡好像還有幾萬元，我想我該算是有錢了吧？捐款以節稅，讀書作投資，衣食簡單，我發現我不需要再這麼辛苦值班賺錢以謀生了，「不需要更多錢！」這點讓我安心，這也是我個人對貧與富界限的定義。

2003-2-6

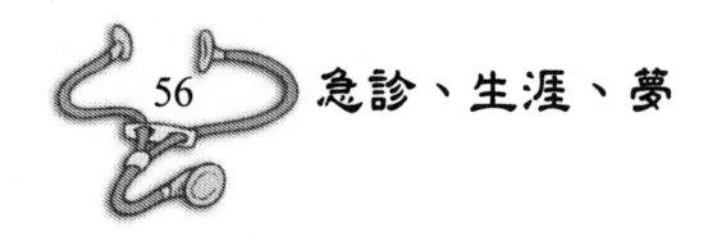

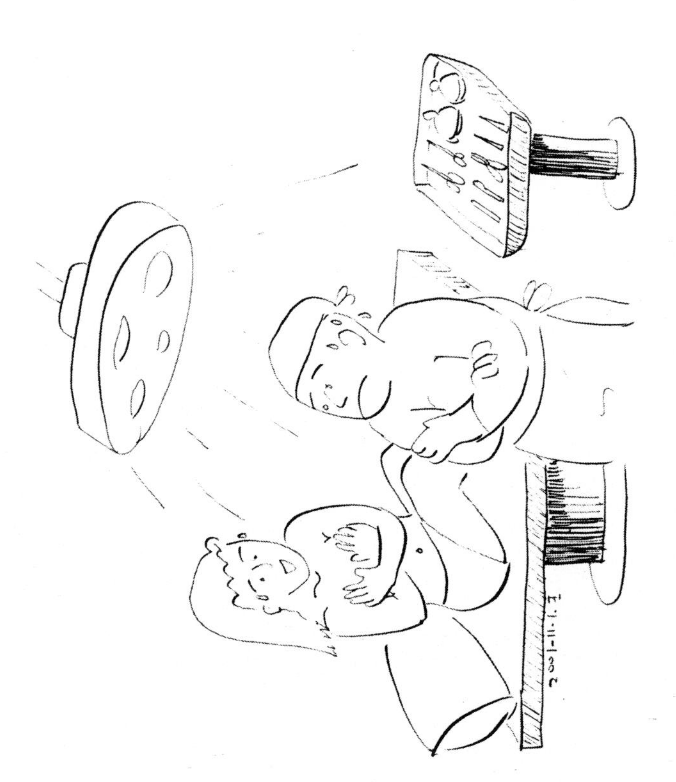

錢帶不夠今天只做一邊好了。

16、醫療商業化之迷思

隨著時代的進步，各行各業分科越來越精細，醫療業各科也是越分越細，而有各種專科和次專科的產生，甚至次次專科之出現，比如由大外科分出的整型外科，而今更細分出燙傷、手外科、頭頸部外科、美容專科，其中美容專科甚至再分出如今之減重、護膚、塑身、養生等等各立名目的科別，有的甚而因此開業成功，多處分店，乃至於上市上櫃上電視，讓人看得眼花繚亂，分不出醫療和服務的區別。

當醫療行為越來越商業化的同時，病患也開始理直氣壯的要求服務品質，甚至斤斤計較內部裝潢之舒適、儀器設備之先進、乃至於收費之合理性，在商言商，原本無可厚非，只是有時在醫療過程中無法算計到那樣仔細，往往造成醫病間無謂的紛爭，傳統上之相敬如賓的醫病關係是以逐漸解體，取而代之的，是層出不窮的醫病糾紛和不滿投訴。

有一次為病患打靜脈點滴，血管非常難找，醫護同仁紛紛上陣，周遭血管都已無法使用，要從中心靜脈著手，總共用了五支中心靜脈導管才打上，原本以為可以告慰家屬，沒想到反遭「吐槽」，「若在別家醫院一針就打上了。」病患很不客氣的埋怨著，而且只願支付一支中心靜脈導管的費用，讓我當場傻眼。

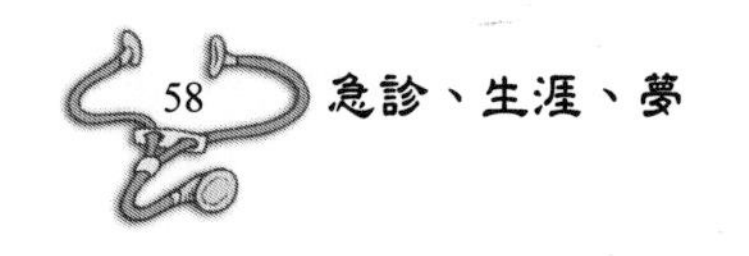

我也素知開業成功的醫界前輩，都是開源節流，克勤克儉的業界表率，怎能容許這樣虧本的事情發生？只是當醫護人員全心全力在治療病患時，何曾會有一絲想到盈虧或名利的雜念？病患要不是太過於計較，怎會讓醫院變得在成本效益與醫療服務間，需要靠法律和醫管專家來計較個一清二楚？

當醫療之越發商業化，已逐漸變成是顧客至上的服務業時，各家醫療院所莫不積極擴張設備，裝潢富麗以吸引顧客上門；另外加強醫護人員之禮貌態度，隨叫隨到、予取予求，讓病患有賓至如歸之感，如今專業判斷比不過儀器檢驗，病患權益高於一切，我當然不敢說服務有什麼不好，只是過度的商業化讓我覺得有點倒胃。

在這樣的醫療環境下行醫，必須戰戰兢兢，寧可多檢查以防誤失，多方照會以分擔責任，絕不容因檢查不夠而出些微差錯，讓病患可以得理不饒人的責備，甚而至天價求償的地步，醫病關係惡化至此，遠遠的脫離了當初救人濟世的純真理念，令人憂心與失望，所以，我只好大隱隱於市，廁身於醫學中心裡苟全性命，避免直接和病患討價還價的窘境，醫療之越發商業化，醫病之間未能互相體諒，反讓醫療過程變得更加困難，雙方未蒙其利，其實已先見其害了。

17、無知與無禮

一位騎機車滑倒的學生，由救護車送來急診，經換藥包紮後出院。兩小時後，其母親怒氣沖沖的帶回來質疑；「為何沒照愛克斯光？」一副興師問罪狀。

我反問她：「為何要照？要照哪裡？」

家屬很不高興的說，車禍後感覺頭暈所以要照頭部愛克斯光，照了才安心云云，被家屬纏鬧不休，只好遵命行事，結果愛克斯光當然是毫無異樣。

家屬問道：「為什麼還會頭暈呢？頭部愛克斯光為什麼會看不出來呢？」

我聳聳肩說：「想當然耳，毫無目的的檢查，只是浪費而已。」家屬很不爽的拂袖而去，我望著他們的背影搖頭，車禍後自覺頭暈，即要求照頭部愛克斯光，或甚而電腦斷層，一點也沒把醫師的專業判斷放在眼裡，寧信機器不信專業，本末倒置，可說是現世之悲蠢。

原本以為打發走人即算了，沒想到家屬竟然大張旗鼓，到處投訴，甚而來電抗議，一副要討回公道似的，我只好耐著性子重予以解說，如果懷疑異物殘留，穿刺傷，凹陷式骨折，才有照頭部愛克斯光的必要；若懷疑有顱內出血，則直接做電腦斷層檢查，連頭部愛克斯光也免了，總之機器檢查之先本應有醫師的專業判斷，才不會產生誤差和浪費。

雖然隔著電話，我仍然能感受到他那種聽不懂，辯不過，卻又不服氣的樣子，我只有向他告別，我最後說：「願上帝祝福你。」掛上電話，回頭向周遭瞠目結舌的同事苦笑道：「真是悲哀。」的確，無知之外加上無禮，真是可悲。

現今常聽到的順口溜云：「沒有知識，也要有常識，沒有常識，也要看看電視。」一般民眾，對醫學知識當然是外行，理應尊重專業醫師的判斷，這本是處世為人應有的常識，現在因為沒有知識又無常識，所以醫病關係破裂，糾紛連連。遙想古代的人，雖知識不足卻有自知之明，知道尊重知識份子，今人學養不足，卻無尊重專業的修養，所以衝突時起，有以致之。

要矯正這種偏差，猶待教育之推行，讓學生體認，不只要講理守法，還要有尊重真理和專業的修養。我們醫師應善用新聞媒體，與各種社會教育的機會(其中當然包括電視)來教育民眾，除了傳授正確的醫學知識外，還要提醒他們學會尊重專業的態度，導正一般民眾以為醫師只是想賺錢的嚴重謬誤。

2002-6-18

18、遠離外科

我的學長Z醫師是我在外科的啟蒙老師，我從來對外科抱持極高的興趣，醫學院畢業後立志走外科，後來到醫學中心受訓時，有幸遇到Z學長的提攜，教學相長、同甘共苦，很有一種軍中同袍似的革命情感，多年之後的今天，每次回想起過去種種，就覺感恩，偶而相遇於醫學會上，也是格外的親切。

猶記當年初入外科時，正是勞、公、農、軍保各自為政的時期，大家各做各的，井水不犯河水，倒也相安無事；隨著政黨政策之轉移，而今是全民共享一鍋飯的時代，大小醫院大小通吃，問題叢生之外，也影響到醫界各科人力之生態分佈。

從前醫界以內、外、婦、兒四大科為主體，醫學院的剛畢業的有志之士，皆以進入大科為榮，而且要走外科或內科才光彩，「要做醫生就做大醫生、大醫生要開大刀。」當時醫界的前輩大老是這樣對著醫科學生期許的，認為那些小科如皮膚、眼科等等都不怎樣，因為乏人問津甚而還有小科加給以資鼓勵，怎知今天豬羊變色，小科當道，第一名畢業生搶進皮膚科，讓人跌破眼鏡。

何以致此？除了收入不成比例外，更重要的是醫療糾紛的風險，也許有人會提及家庭幸福、體力負荷或術中感染等等，其實對真正有心走外科的醫師來說，倒也不那麼在乎，明知山有虎偏向虎山行！君不見有外科醫師冒著危險替愛滋病患開刀者、手術時不慎傷及手指換副手套再續、一年到頭以院為家者比比皆是、通宵開刀三天三夜也甘之若飴者，開刀成功救人達陣，對外科醫師來說，是何等自豪何等興奮的事，哪管其他？只是醫療糾紛讓人畏縮。

Z學長藝高人膽大，敢開別人不敢接手的燙手山芋，我們共事的那幾年裡，開過多少慘不忍睹的爛刀，救人無數，包括散彈槍擊、胰臟膿瘍、巨大肝癌、甚至肝臟移植手術，著有佳績，我們都全心盡意，夙夜匪懈，事隔多年，每次想起，而記憶猶新，興奮不已。如果時光回轉，讓我重新選擇，我仍矢志不移，不變初衷。

我後來離開外科時去拜訪他，澄清我對外科的忠誠和興趣永遠不變，只是「後不見來者」讓我對外科深感憂慮，而越來越多的醫療糾紛讓我對走外科鋼索的價值存疑，我在外科三年努力的收入比不上眼科一個月雷射近視的業績，而開一千次手術的報酬還付不起一次的醫療糾紛索賠，比買樂透之投資報酬率還低，這一行讓我做得心驚膽跳、兩手發軟。

由於外科的風險太高了，美國許多外科醫師甚至拒入開刀房，同樣的情況在全民健保的國家比如英國和日本更是常見，如今我國亦不能免，這不獨是外科醫師的悲哀，更是病患的損失。在今天報紙的社會版，看到Z學長手術失敗挨告的新聞，再次驗證我對冒險開大刀的價值存疑，我並不希罕手術成功病患的感謝或送禮，我實在是無法承受手術失敗後還得上法院面對刀筆之吏與悲情家屬的那種羞辱，好像當我是殺人兇犯似的討命索賠，Z學長的境遇讓我有一種物傷同類的悲哀，我也因而找到背離外科的藉口。

我想起那些日日高喊醫德和愛心的醫界同仁們，若有一天和原先親愛的病患同志對簿公堂時，不知如何自處？我懷疑他們仍會保有當初侃侃而談的從容。

2003-01-03

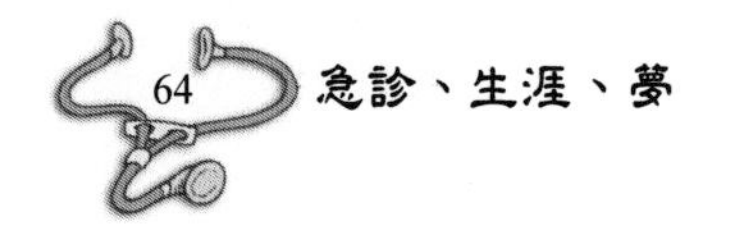

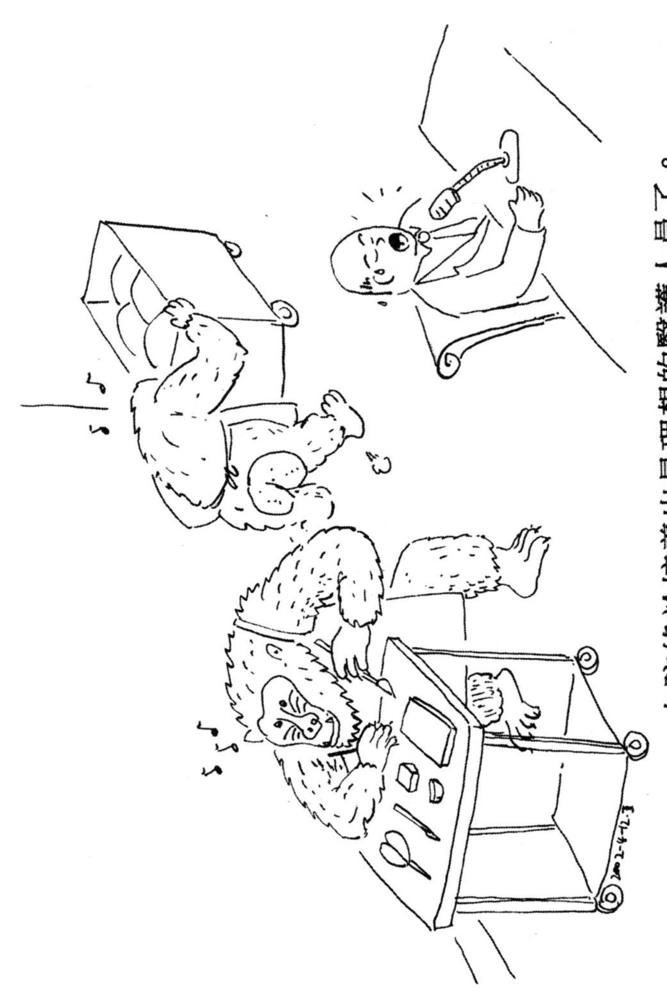

本院終於培養出最理想的醫護人員了。

19、我救人，誰救我？

猶記3月，SARS病例不過個位數，死亡病例為零，對比於香港和大陸之慘狀，讓全國上下頗為放心，衛生官員也意興鋒發，對防疫成果相當自豪。沒想到進入四月，第一個死亡病例開始，防疫網如同城破兵敗，一下子通報病例破百乃至於今之倍增，死亡病例則呈等比級數暴漲，而新病例也呈直線成長，毫無收斂弛緩之勢，讓人看得心驚肉跳，慘不忍睹。

身為國家醫院的台大、榮總和三總已告不支，無法應付排山倒海而來的病人，竟然關閉急診，讓病患只有轉送各處市立醫院和私立醫院，也造成更為廣泛的流行，自市立和平醫院破潰後，株連附近院所，由近而遠，由北而南，乃至於全島淪陷。

面對這樣無孔不入、殺傷力強的世紀病毒，站在急診第一線的醫護人員，防護裝備不足，無菌觀念有限，加上諱疾忌醫的病患隱瞞病史，難怪慘遭感染殉職者有增無已，當我人指責那些逃避責任和拒絕上陣的醫護人員時，何曾顧念到其手無寸鐵，所面臨之生死安危？刻意隱瞞病情的病患其實更有可議之處。

如今SARS橫行，人人自危，只有自力救濟，造成狂購口罩，乃至於一罩難求的亂象，讓最需要防護的醫療院所反而買不到口罩，然而醫療照護的責任終要有人承擔，為了公平和安全，在醫院裡不得不行抽籤、輪調之措施，讓所有科別的所有人員共同承擔，有的甚至久無照護經驗，如門診或其他非感染科者，都必須披掛上陣，十分無奈。每當看到醫護同仁更衣戴帽，準備進入隔離病房時，猶屢屢回頭苦笑的容顏，好像臨死訣別般，讓人看得心疼不已。

「以不教之民使之戰，非仁也。」直接要面對SARS病患的醫護人員裝備不足，連最基本的口罩都無法充份供應，還有人囤積居奇，仿造假貨，良心何在？診斷試劑之供應也狀況頻傳，讓醫療院所無法做出確切診斷，眼看著醫護同仁一個個的倒了下去，懦弱無能的政府和顢頇跋扈的官員卻束手無策，毫無擔當，真不知這場對抗病毒的戰爭要如何打下去？我們原本殷殷期待，快樂、希望的自由民主，怎堪瞬間毀於SARS手裡，真是悲哀啊！

2003-05-15
聯合報

20、營利或是服務？

有一位尿結石的病患來到急診，我們先予以止痛，照愛克斯光與驗尿，然後轉給泌尿科門診做超音波和安排腎臟攝影，原以為能一口氣把病患該做的檢查一次做好，頗為得意，怎知病患並不領情，認為我們過程繁複浪費時間，憤而轉院他去，讓我頗有「好心沒好報」之感。

另外因為排隊等太久而大發牢騷者更是無日無之，有一位病患甚至大罵道在美國就不會如此，我禁不住要提醒他，在美國醫療的費用，比台灣要高出十倍不止。而且美國醫院的警衛恐怕也不會容許病患如此張狂。我遙想起偏遠地區義診的情況，一樣是人山人海，一樣是健保收費，為何別人可以相敬如賓而我們不行，為何人總是在貧困時才知謙卑，物資缺乏時才知珍惜？

特別是中午時分，人潮擁擠，檢驗和批價難免會花較多的時間，原本無可厚非，只是常見病患破口叫罵，有的牽連無辜，竟然罵到診間來，嫌東嫌西，甚至指責處置失當，環境不潔等等有的沒有的，進而要求轉院或投訴院長。

遇到這種情形，我都一律照辦，要轉院者我也不慰留，要投訴者發給投訴用紙，代投院長信箱，我也不多費心解釋，徒然浪費唇舌越描越黑。反正天公要下雨，老娘要改嫁，如之奈何？隨他去吧。

有時想想像我們這樣位於都會區的醫院，到底其存在的價值，是服務還是營利？我有時會頗感困惑，若說是營利，和其他財團相比，顯然我們經營不夠好賺得不夠多，若說是為服務，看到診間之零亂擁擠，加上三天兩頭的投訴，分明是表示我們的服務不夠好，到底要如何在營利與服務兩者之間取得均衡，讓醫病關係得到適當的平衡，實有待好好檢討反省。

2002-7-26

21、醫師本候鳥

突然之間發現，周遭的醫界同仁都已有綠卡，沒有的也正在辦移民，好像是流行性傳染病一樣，沒跟著流行走的人變得反而是異常似的，翻開台灣醫界雜誌，充斥著投資移民的廣告，詢及業者，據估計醫師移民大約占8成，另外2成還在手續中，而我懵懵懂懂，有如置身事外。

為什麼要移民呢？大致說來可分為治安不好，中共威脅，子女教育和生活環境的追求；我不大能接受的事實是，許多人口口聲聲說愛台灣，選舉時「拼死」也要回國投票，自稱本土家有恆產，仍然暗中「根留台灣，錢進他鄉」，可能還是抱持著狡兔有三窟的心態吧！

至於移民的手段，可分成技術和投資兩種，早年很多作家，畫家，演員等藝術工作者得以技術移民方式出國，近來也變得困難重重，移民地還是看錢比較實際，所以很多人只好變賣家產，不然就得多攢點錢，由於國外謀生不易，很多人仍須留在國內賺錢，造成骨肉分離，兩地相思的生活方式，相當辛苦，往往因而也產生很多家庭問題。

為了因應移民監的要求，許多醫師各顯神通，有的合組聯合門診，有的善用值班空檔，活用年假和輪休，有如候鳥般的飛去飛來，旁人看似辛苦，其實是樂此不疲，遙想他徜徉於異國之青山綠水，俯仰碧海藍天之際，相對於國內之污煙瘴氣，怎不令人欣羨？

第十屆醫療奉獻獎得主是加拿大籍的安芳蓮醫師，她每年十月飛來台灣，隔年三月回國，有如候鳥般的來去，在台期間服務於台東基督教醫院，「完全不支薪」。其實我國也有更多的醫師有如候鳥般的兩國來去，只是白白在加拿大做寓公而已。所以我準備去函加國政府，每年幾個月，能否讓我也飛去加拿大從事醫療奉獻的工作？或至少為當地的華僑服務也可以，就如同國內常見的偏遠地區醫療服務一樣。

一百多年前，馬偕博士從加拿大不遠千里而來，面對的是排斥他唾棄他的台灣人，一百多年後今天，台灣人似乎還是沒多少進步，族群對立愈形囂張，倒是很多人經濟狀況改善後不約而同的移民加拿大，有位候鳥對我說：「台灣有如熱鬧的地獄，而加拿大是冷清的天堂。」生活在地獄的人們努力賺錢盼望升等天堂，卻從未能把自己土生土長的地方改善成為比較像樣的地方，可謂悲哀。

所以，醫師做候鳥，就變成是不得不為的一種選擇了。

22、悲憐上帝的兒女

防疫網出現漏洞，讓SARS得以長驅直入，痛擊素來管理鬆散的市立醫院，爆發多人感染，使得市醫之老弱殘兵倉皇應戰，既無人才又無設備，其潰敗傷亡可以想見，醫護人員臨陣脫逃乃是個人求生本能，雖令人痛心，卻不無悲憫。

在過去的三、四十年裡，政府投入不計其數的人力和物資，充實榮總、台大和三總，成為國家級醫學中心，培育人才並掌控醫界牛耳，而今面對世紀災難SARS，這正是國家醫學中心一展所長的報國機會，對於SARS患者理應概括承受才對，怎可推諉給市立醫院或私立醫療院所？國家醫院應將病患集中治療，而今卻以床位不足為由四處轉院，只是加速疫情之擴散而已。

猶記過去對於實驗室的感染控制，是將室內實驗動物全數趕盡殺絕，並以福馬林氣灌入室內，連蟑螂、跳蚤也一併殺絕，封閉一切出入口，單向過濾空調，將感染源徹底根除，如此定期實施，以確保實驗室之無菌狀態。

對於人類生活環境的感染，當然無法如此控制，即使在醫院的隔離病房和開刀房，也無法如此徹底，對於SARS這樣的超強傳染病，只有以檢疫隔離來限制

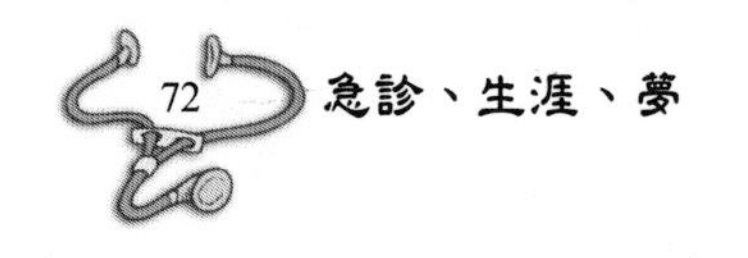

擴散，而需早期警覺和公權力之行使，這是今日台灣仍無法做到的地方。

如今防疫城門已破，病患四散，對抗SARS已轉進成巷戰，隨處都有感染可能，有人一整天二十四小時都戴著口罩，其實是自欺欺人，效果有限。多休息、多喝水、服用維他命丸以增加自我免疫力，疏散人潮，遠離都會之醫院、學校、旅館和賣場，等待病毒傳染力之消退，是現今預防SARS比較實用的對策。

2003-04-29

23、恐慌的年代

防疫網破，SARS長驅直入，隨著每天通報病例和死亡病例之增加，造成社會恐慌，人心惶惶。

對一個突變的病種，其致病機轉和傳染路徑皆未釐清，而疫情已然爆發，傳播於無形，殺人於瞬間，讓人思之不寒而慄，戴口罩、消毒、隔離、洗手與種種防護裝備，到底是有用還是無效，讓人有防不勝防的焦慮，與束手無策的悲哀。

當政府大聲疾呼，號召醫護人員回院報到，也有大量義工勇士挺身而出，固然令人感佩，當事者多有「生死有命」的氣慨，但看到裝備之簡陋，決策之草率，難免對政府之「以不教之民使之戰」，不無埋怨。

而今SARS，隨著轉院各地的病患傳播，疫情如烽煙四起，對於新竹與雲林地方之推拒，於理雖不合，於情倒可憫，不應深責，而須予以教育和溝通，因SARS其勢已不可擋，人人都可能感染，並無地域遠近之分，大家當有休戚與共的決心。

值此當頭，追究第一線相關人員的疏失，或責怪民眾的無知，都已於事無補，在一個混亂失序的社會裡，我人但求自保，寫遺囑料理後事，遠離都會人潮，增進自身免疫力，變成是現今唯一可做的事。

我深刻的感受到末日來臨般的恐慌，人性之卑微、研究之粗淺、以及力量之薄弱。

2003-04-30
星報

24、防疫破敗之兆

連續幾天，隨著和平、仁濟、中興等等中小醫院一個接著一個地淪陷封院，疑似病患之通報與日俱增，整個社會籠罩在SARS的恐怖陰影之中，正如衛生官員所述，防疫陣線已破，而今對抗SARS已進入巷戰之全民戰爭，人人有機會、個個無把握，隨時都有罹病的可能。

何以致此？由近來社會各階層的互動和表現可見一斑，首先是當疫情初起，中央責怪地方政府小題大作，而當疫情擴大時，中央官員拒絕站上最前線，只因「不願作秀」，如此態度而能任事，可謂奇譚。

再看堂堂國家醫院，值此生死關頭，竟然不能概括承受，讓病患四處轉院至設備和人力均極欠缺的私立院所，坐視疫情之散佈和擴大，有如為淵驅魚也。至於雲林與新竹地方政府，竟能公然抗命，不願配合政策施行，也是今日台式民主社會的奇蹟。

最可悲的是病患之諱疾忌醫，唯恐隔離遭歧視，不信任國內醫療水準，又怕醫院拒收，對於病情和病史刻意隱瞞，堅不吐實，當被診斷疑似SARS時，惱羞成怒，立即逃逸轉院，讓醫護人員徒呼負負而已。

當看到電視轉播，醫護人員抗爭不願配合隔離，有的醫院拒開SARS門診，醫師或臨陣脫逃或辭職要

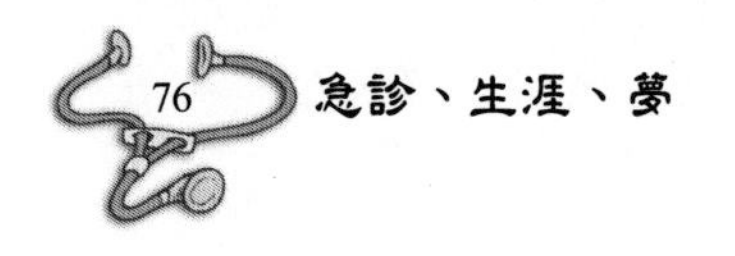

脅，醫者乃病人生命之所寄，而今大禍臨頭四散飛，各自逃命、自求多福，讓人看了感傷不已。

2003-05-01

25、敬畏之心

有一天我去拜訪某家醫院，坐在院長室裡與副院長聊天，不一會兒秘書即來催促，只見副院長回頭過來，滿臉抱歉地說要去處理一件醫療糾紛，當他經過門口時，我突然一把拉住他問道：「病人敬畏你嗎？」

只見他苦笑著搖頭，反問道：「當今社會你尊敬過誰？」我聽了不覺莞爾，因社會一般大眾無敬畏之心，所以訴訟不絕，糾紛不斷，良有以也。

醫療糾紛也是如此，只是一時疏忽、或稍有延誤，病患即可因此緊咬不放，或扣押病歷、逐項檢視、吹毛求疵，或抬棺抗議、訴諸情緒化表演，所為的就是不甘心、不服氣，好像醫師是殺人兇手似地，非得納命賠錢不可，任憑各級層醫師、甚至院長下來，輪番解釋都不為家屬接受，搞得全院烏煙瘴氣、焦頭爛額。直到上人大師來訪。

只見他不慍不火，雙手合十參拜，緩緩說出：「大家都辛苦了。」一座聞之拜服、五體投地，病患家屬盡皆仰望痛哭失聲，一件劍拔弩張、危機邊緣的醫療糾紛，就此化解於無形。

當大家恭送上人，額手稱慶之際，我並不因事情圓滿解決而高興，而是稍有不服；想我從醫二十年，夙夜匪懈於醫療工作，未曾在家吃過年夜飯，這種奉獻非上人可及；苦讀出身、平步青雲，不到四年即取得博士學位，這種智慧非上人可及；身居部定教職，作育英才無數，加之舌燦蓮花、辯才無礙，非上人可及；也許有人會質疑我未曾佈施，那每年數十萬的捐款不叫作佈施嗎？也許有人質疑慈悲心，那拋家棄子通宵值班，不叫作慈悲嗎？可是遇到不講理的病人，有如秀才遇到兵，一籌莫展，還不如上人不發一語摸摸頭，真是令人歎為觀止。

「玉在山而草木潤，淵生珠而涯不枯，為善不積邪，安有不聞者乎？」凡夫俗子，毫無敬畏之心，乃因教化之不行所致；而今人崇拜知名偶像，只是愚夫愚婦之所為，毫無理性、智慧可言，也是當今社會之亂源，如何善用具公信力之宗教偶像，廣佈教化以啟民心，推動社會教育，回歸純良敦厚，可說是現今世道人心進化的唯一希望。

2002-10-13

26、人生志業

在一個值班的深夜裡，忙得告一段落後，我回到值班室和衣而臥，仰首呆望天花板，窗外淅淅瀝瀝的下起雨來，無限思緒湧上心頭，身心俱疲，卻也輾轉難眠。

我回想起過去十年的臨床生涯，腦子裡一片空白，這十年來可說是毫無樂趣可言。前期從事住院醫師的工作，每天披星戴月，跟著上級醫師查房門診和手術，有些主治醫師讓人很受不了，令人印象深刻；後來升任主治醫師，開始伺候病人，做一些小手術，晨昏定省、視病猶親，甚至比對自己的父母親還照顧，想來慚愧！偶爾還得應付病患之投訴，真是如臨深淵，如履薄冰。

如果當醫師不過如此，人生也真的太無趣了。我不只一次想要轉行，也曾出國進修，嚐試各種工作，試圖在芸芸眾生中，追尋另一種出路，只是膽子太小，都是淺嚐而止，不敢說走就走，何況身負一家生計重擔，不比單身，中年轉業，終究不能不小心謹慎。而且眼見耳聞，許多醫界同仁都曾走出白色巨塔，開創人生志業，怎奈隔行如隔山，鎩羽而歸者比比皆是，到頭來還是回歸老本行來抱殘守缺一生，「留得青山在，不怕沒柴燒」，畢竟醫師這一行，或許並非偉大志業，但倒不失為一收入穩定的好職業。

歷來醫療奉獻獎之得主，大多不計名利，行醫於偏遠山區，不然就是研究有成的教授，值得年輕醫師見賢思齊焉。我也曾出國深造，只是未能獲得重大突破；也曾參與醫療服務，走遍窮山惡水，只是父母在，不遠遊，我體認到無論上山下鄉或埋首研究，都得忍住寂寞，捨得家庭，非常人可及也，我好歹是有家室的人，不能像出家人那麼四大皆空，什麼都捨得。

在徬徨猶豫的臨床生涯中，唯一還能勝任愉快的，恐怕只有教書一途了，但也只限於兼差性質，師道清貧，是我不能也不敢全職投入的主因。我原本以為可以跳脫國內醫界的顢頇，從此自由自在，做一個有為有守的醫學導師，可惜天不從人願，我終究是難逃醫界派系對立和爾虞我詐的鬥爭之中，我在台灣醫界中跌跌撞撞地淪落急診，尸位素餐至今。

為了迎合健保要求和營運成本，我像個開業醫似的獨守急診，事必躬親，小病小傷無役不與，連驗傷開診斷書都不能免，每當凌晨被叫起來幫酒醉鬥毆的無賴處理傷口和穢物，我就忍不住怨嘆，「天哪！難道非我不行嗎？我都快五十歲了，還要這麼忍耐嗎？」

「老兵不死，只是逐漸凋零。」我很不心甘情願的隨波逐流，卻也莫可奈何。山不轉路轉，路不轉人轉，我覺悟到唯有下定決心，回歸自然，淡泊名利，認清「得道兼善天下，不得志則卷而藏之」，才能走出困境，重見光明。

於是我遷居郊外，推掉多餘的值班，躲開無聊的應酬和無用的會議，無黨不爭，不逛街不血拚，讀書、泡茶、蒔花、種草，過一種半退休的生活，自忖年已不惑，算算人生餘命不多，何必虛擲於夜以繼日的乏味的臨床工作？所以持盈保泰，氣定神閒的居家生活，就是現階段必須實行的目標。不必邀之皓首，就在當下實踐！過我想過的生活，也算是人生志業的一種吧！

2002-03-11
民生報醫藥新聞版

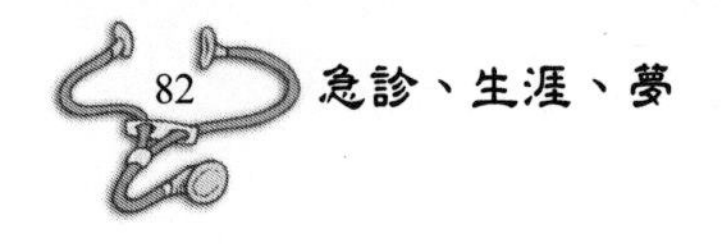

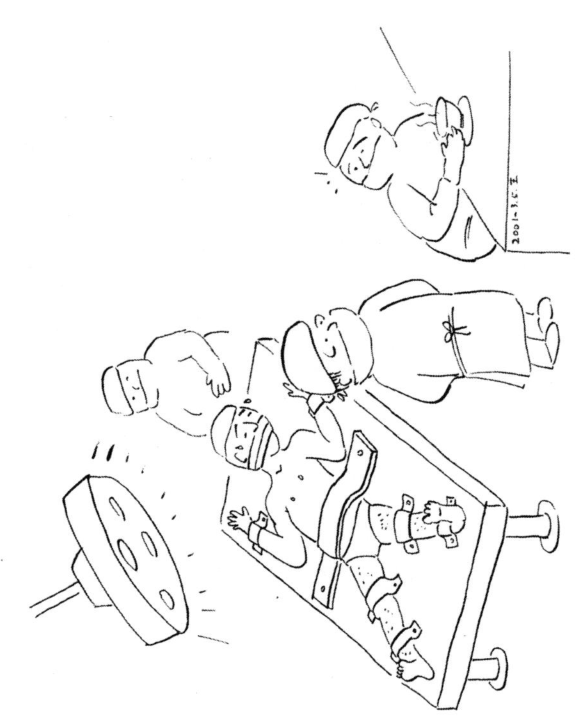

報告，手術已經準備好了。

27、五花大綁

一名12歲的小男生在學校撞破頭，在學校通知家長領回後被送來醫院處理，家長氣極敗壞的抱著小孩，口裡仍不住的對老師和校方唸著三字經，一副得理不饒人狀。

病童被送入急診手術室準備縫合，因不肯合作，拉拉扯扯個沒完，只見醫師、護士、社工師和家長進進出出，急診手術室裡人聲鼎沸，鬧成一團，大家手忙腳亂地忙了兩三個小時，還是搞不定！

所謂「量小非君子，無毒不丈夫。」趁著家長出去喘口氣時，我邀集三名年輕力壯的同仁進去強行壓制，打上局部麻醉，快速縫合完成，當然病患鬼呼神號至驚天動地的程度，可以想見。

在與傷患相搏時，男童的父親瘋狂的衝入，大聲喝止，目露凶光，好像要和我們拚命似的，我當下恍然大悟，原來有其父必有其子，難怪大夥兒絞盡腦汁都搞不定。雖然把傷患處理完善，家屬也沒有感謝之意；離院時，罵聲不絕，大家累得滿頭大汗，筋疲力盡，也只有相視苦笑而已。

後來，又遇到一位才四歲的小女孩，一樣的傷口一樣是小孩，只用了一點局部麻醉劑，在半哄半騙之下，不到5分鐘就大功告成了，年輕醫師直嘆：怎麼差這麼多？

能否順利為受傷小孩縫合，全視其配合度。一般而言，六歲以上的小孩大多懂事，可以配合；小於三歲的小小孩力氣有限，可以強力壓制；然而三至六歲力大又刁鑽，很難制伏，不得已，只好用一點麻醉藥或鎮靜劑。

談到麻醉，難免讓人聯想到「一針斃命」或「麻不醒變成植物人」等等聳人聽聞的新聞術語，更讓一般醫師聞「麻」色變，以至於有「能不麻則不麻」的想法，也難怪每每遇到要替傷患縫合時，都會聽到傷患屢屢回頭詢問：「醫師，你會用麻醉藥吧？你一定要用麻醉喔！」

對於小朋友，有些醫師建議使用的全身麻醉，避免如上演出「全武行」搏命演出才能搞定。其實有點過份，只有額頭上的一點裂傷，要動用麻醉醫師和監測儀器，隨時做氣管插管的準備，如此大費周章且所費不貲，卻又不能保證絕對安全，似不適當？有人統計麻醉當場休克死亡率約萬分之一，機率雖小，一旦遇上，很少醫師能躲過抬棺抗爭和索賠者；所以，有醫師就主張，使用局部麻醉加上五花大綁，也許才是最安全最人道的做法吧！

2001-08-26
民生報醫藥新聞版

28、以醫療諮詢為己任

記得廿年前初出校門，曾聽學長建言：「最好別走小科，劃地自限反而和醫學脫節，連自己家人生病都不會來問你，只因你是小專科。」言猶在耳，怎知多年後的今天，分科愈精，反而是小科當道大賺錢，成為應屆畢業生的最愛，當初才高氣傲走內、外、婦、兒大科者，現在受制於健保，只有度小月地過活而已。

因為臨床發展受限，讓許多醫界同仁紛紛轉行，或讀研究所、或加入聯合門診，或轉入直銷、安養，甚而移民等等開創「第二春」，成敗姑且不論，不能堅守初衷，想起來多少有些遺憾。

有位同事辭行時，離職的理由讓我大吃一驚，說是要回家帶孩子順便減肥！上了中年，誰不是大腹便便的中廣身材，何必介懷？小孩上下學自有菲傭接送，人皆如此，何必擔心？可是他依舊走人，全心照顧家裡老小、全力節食健身，讓我意識到醫師這一行有不可承受之輕，而今人各有志，不在乎柴米油鹽。

其後，斷斷續續在醫院見過幾次，都是他帶著家人來看病，由於多年來在醫界建立起的人脈，他很容易地為家人找到最迅速的看診方式，也找到最好的醫師同仁看診，很容易就入院治療和手術，他也居中參與諮商討論，讓醫師和病患都能合作愉快，甚至病危時勸說簽具DNR（拒做心肺復甦術），轉入安寧病房，這是真正的「家庭醫師」。

這樣的家醫工作可謂費時耗神，非比尋常，唯有自家人得享尊榮，想想，一般短短的門診時間如何能跟病患多費唇舌？公私兩忙的醫師怎有空帶著家屬跑來跑去？只有依賴家族中這樣的醫界親友，不但學養兼具，還要熟悉醫院各科關節，才能勝任，更重要的是，無怨無悔地付出。

除了由醫師本身來主導各科資訊收集，確認當今正規治療的臨床路徑，解讀臨床檢查的意義和文獻研究的涵義，找到國內真正的「好醫師」外，其他如安排門診、入院、手術、治療、出院、追蹤、療養的整個過程建議，也是有心為家人做醫療諮詢的醫師必修之課程。

說來汗顏，我認為所有的醫界同仁，包括我自己，都應學著點，在照顧病人之外，好好地照顧起家人的健康才對。

2002-09-21
聯合報健康版

29、行禮如儀

一名女傷患來急診，說是騎單車不慎摔傷，我看她走得好好的，看不出有什麼大礙，只好請她出示傷部，原來在膝蓋有一處直徑約零點九公分的擦傷。我笑著說，小時候騎車跌倒不知有多少次，都是自行處理，唯恐挨罵，連爸媽都不敢說，更別說看醫師了，現代人真是「惜皮」。

不料病患聞言色變，破口大罵「沒醫德！沒愛心！」等等，接著掩面哭泣奔出，一狀告到院長那裡，讓診間眾人一陣錯愕。我只好立即趨前向病患及家屬道歉，好言相勸而且按部就班地處理傷口，把它當作是很慎重的一件事，所謂「如臨深淵、如履薄冰」，原本是古人用來訓勉在朝為官的話，沒想到就是我現在的寫照。

我想起日本百貨公司裡鞠躬哈腰的電梯小姐，又想起近日災變現場巡視的政府官員，是否真是有愛心，很難看得出來，但社會大眾及新聞媒體很吃這一套，有時做得太露骨讓人覺得假假的，很肉麻，只是為了工作、為了選票，卻又不得不如此。

就好像老婆常抱怨老公不夠浪漫一樣，你若是想敷衍過去，很少不被記恨一輩子，為了天下蒼生也為了息事寧人，只好裝模作樣一番，三不五時買個小禮

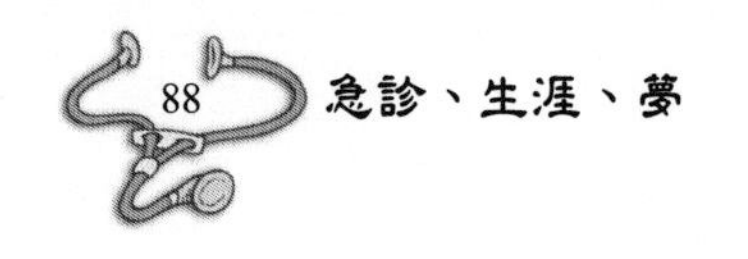

物巴結一下，雖然有違孔老夫子之遺訓，但人在江湖身不由己，不得不虛情假意，以防糾紛重演。

院長終究沒找我去「喝咖啡」，我想像他接到這種莫名其妙的投訴時，也只有一笑置之，社會大眾三教九流形形色色，我們站在醫療的第一線上總是首當其衝，病患的心態和背景我們並非熟悉，他們的需求常常因人而異，還是謹慎應對，行禮如儀比較安全。

2001-09-02
民生報醫藥新聞版

30、急診醫師也需精神諮詢

危急時刻，人心慌亂，表現失常本是當然；有些人修養不好，會牽怒他人，顯見情緒商數不足。在急救時亂罵人者很常見，不只是病患家屬，有時連醫護人員也如此沒水準，尤其以醫師最常見。

平時彬彬有禮的謙恭君子，一進開刀房就吹鬍子瞪眼，胡亂罵人、亂丟器械，甚至人身攻擊，簡直判若兩人，比鬧緋聞和性騷擾還惹人厭；有人還因而獲得「火爆浪子」或「小李飛刀」的綽號。

多年前在醫院受訓時，有一次在病房裡，總醫師和幾名護士為一名內出血不止的病患打點滴，在出血性休克時，表皮下血管都已扁縮，加上慌亂情緒壓力，大家雖忙得團團轉，點滴就是打不上。

我從急診聞聲趕來，看到小小病房裡擠滿了人，幾位前輩醫師都已到場，只好站在門口遠遠觀望，試圖找找是否有可下針之處。此時病房護士已經打開中心靜脈包，我看見總醫師蒼白著臉冒著冷汗，在眾人圍觀眾目睽睽中，顫抖的雙手握著長針在病患鎖骨下戳了又戳，就是沒見回血。

我看著他倉皇失措的樣子，內心不禁一陣同情；其他主治醫師個個雙手抱胸，表現出嚴重關切的樣子，只是不出手。我盯著病患頸部，隱約可見淺頸靜

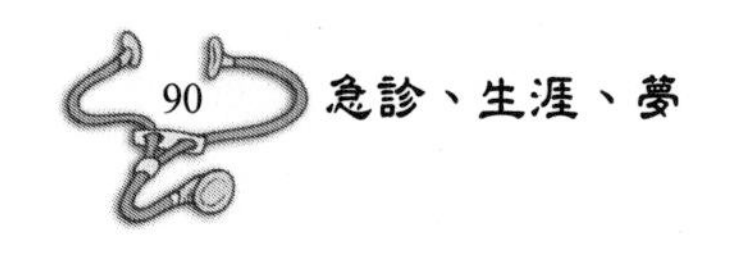

脈隨呼吸忽隱忽現，正待開口時，只見他回頭對我大聲咆哮：「站在那裡幹嘛？還不快來幫忙！」

我本想回他一句，話到嘴邊又吞回去，醫界前後輩陋規甚嚴，非小小住院醫師可承受。我向一旁的護士要了一支二十號軟針，一手壓住淺頸靜脈近心端讓它浮現，一手緩緩插入、固定、再接上點滴，輸血，結束這場危機鬧劇。

急救休克病患需給予大量靜脈輸液，並以雙手雙腳的表淺靜脈為優先下針；若實在找不到、打不著，在幼兒可以骨針打入脛骨骨髓中，在大人則以腳踝部大隱靜脈切開為宜，中心靜脈穿刺，其實並非急救過程的優先考量。

醫療工作繁忙、壓力大、時間長，非常人可負荷；幾年間，我親眼見到同仁發飆、離職、生病、紛爭甚至自殺，令人十分遺憾。就好比要面對議員質詢的政府官員需要心理建設一樣，醫護人員日夜面對很不健康的病患，從事分秒必爭的急救工作，也需要相當的心理輔導，適度的宣洩，情緒才不致失控。所以，為了化解工作上的壓力、提升敬業精神，我開始每日讀書、勤寫日記、三省吾身，並建請院牧部神職人員每週一次晨耕，帶領急診部同仁讀經誦詩，讓大家感受上天的眷愛與鼓勵，在潛移默化中調整工作情緒，增進工作服事意願。

彼得前書第三章說：你們都要同心，彼此體恤，相愛如兄弟；存慈憐謙卑的心，不以惡報惡，以辱罵還辱罵，倒要祝福，因你們是為此蒙召，好叫你們承受福氣，因為經上說，人若愛生命，願享美福，需要禁止舌頭不出惡言，嘴唇不說詭詐，也要離惡行善，尋求和睦。

2001-09-16
民生報醫藥新聞版

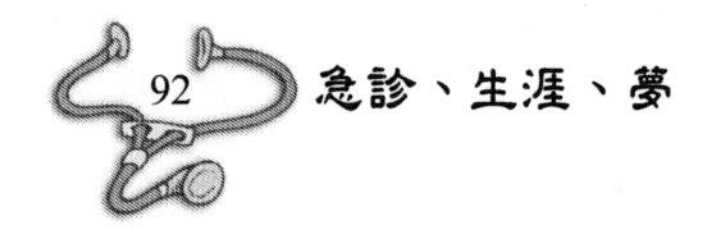

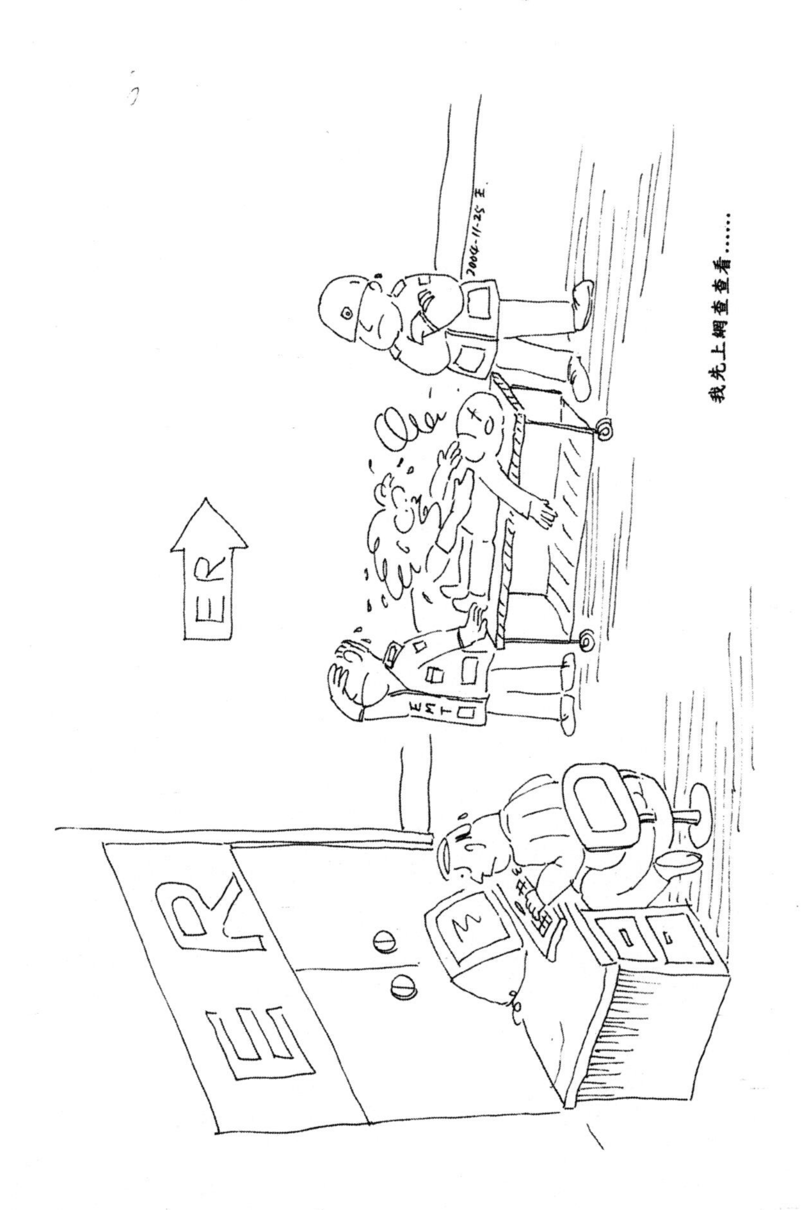

我先上網查查看……

31、毒癮患者的不歸路

病人被朋友扛進來時，已無生命跡象，瞳孔放大呼吸停止，僅有絲絲心跳，經插管給氧後並無起色，更糟的是靜脈一打就破，無法給予點滴注射，「到底發生了什麼事？」急診主任回頭來問，家屬這才支支吾吾的說：「剛才自己打了海洛因就變成這樣……！」

我立刻把病患的褲子拉下，看到大腿靜脈上的針孔血跡，一不做二不休的就利用這個現成的針孔插入靜脈導管，再推入一針嗎啡拮抗劑，立時見效，病患馬上就清醒過來了。在眾人一陣歡呼中，看到病患掙扎著要起來，我則坐回原位，漠然完成病歷。

病人恢復快得像吃了仙丹一樣，下午就出院回家了。好像沒發生過什麼事似的，家屬也是辦了手續就走，絲毫沒有什麼感激或悔意的表示，看在眼裡，想起急救時大夥兒打拚的真誠與專注，那裡曾考量到病患之汙穢和潛在感染的危險，這樣地辛苦和犧牲，變得是這樣的不值。

先總統蔣經國先生曾說過「死活人」和「活死人」的笑話，大意是說做人有積功德，雖身死而名聲長在，好像還活在大家的心目中一樣，這叫做活死人；反之若作惡多端，人雖活比死不如，叫做死活人。

我們醫護人員殫精竭慮，若無法扭轉病患的心理，救了的是他的身體，其心已死，又有何用？就像這種病患一樣，雖歷經死去活來，若未能痛悔改過，他終究如同其他毒友般，難免於有一天施打煙毒過量，救援不及時，孤獨的猝死於陰暗角落。

走筆至此，想到馬偕博士再三強調對於凡俗人類「身、心、靈」醫治的理念，實行起來，談何容易？

2000-11-22
聯合報健康版

32、都是別人的錯

聆聽病患主訴，是看診的第一步，只要仔細問診，大約可以做出八成的診斷，剩下的才需佐以檢驗確認。初學醫時，年輕醫師都會被要求寫好病歷，尤其是病患的主訴，須以病患的語言確實來陳述，只是有時蠻難完全做到。

「我被煙灰缸打到……。」一個中年婦女怒氣沖沖的自述。

「被誰打到？」我問。

「被一個『死人』打到。」她餘怒未消地吼道。

我聽了很猶豫，不知是否應照實記錄。

耐著性子，慢慢追究下去，原來是夫妻打架的家庭糾紛，被憤怒失控的老公以煙灰缸擊中所傷。

凌晨時分，救護隊員送來一名車禍傷患，神智倒還清醒，他說：「被酒醉駕車的冒失鬼撞到……。」

可是自己卻是無照駕駛，超速而且未戴安全帽。後來家屬趕到，痛罵肇事者，聲稱要提出告訴，要求開立驗傷及甲種診斷書。

「能不能寫得嚴重點？我好打官司。」他說。

我聽了苦笑搖頭，忍不住提醒他：「你們自己也有錯……。」

我常聽到的是惡人先告狀，例如：「老講都不聽，只好修理他……。」其實是自己先出手傷人。

例如：「小孩太皮了，才會被燙到……。」其實是家長自己的疏忽所致。

例如：「車子亂停路邊，害我撞到……。」其實是自己酒後超速駕駛等等。

我不禁想起市面上一般政客的修養，不也是如此？隨興發言，濫用特權，黨同伐異，爭名奪利，卻不反省，更別說認錯或道歉，好像認錯道歉就是弱者，就是失敗似的，和病人比起來頗有雷同之處，而可悲猶有過之。

2001-06-27
民生報醫藥新聞版

33、當教改遇到權威

傳統的臨床教育沿襲舊有師徒制，由灑掃應對進退開始，為前輩醫師照顧病患、書寫病歷、幫忙門診和手術，「有事弟子服其勞」，從最基本做起，邊看邊學，唯命是從，這種作風在一些學醫中心的老派醫師身上特別明顯。

醫學生從見實習、住院醫師、總醫師、乃至於初級主治醫師時期，都得對層峰必恭必敬，否則輕者責罵，重至開除，好像干犯了大逆不道之罪，其實輕重之間並無客觀標準，往往是主觀的喜惡和派系鬥爭而已。

我常引為笑談的是在總醫師時期，有天早上在科辦公室休息，見到本科的死對頭——神經外科主任推門而入，未及起身相迎，旋不久被叫到院長室訓誡一番，真是誠惶誠恐；想到每天晚上，拖著疲憊的身軀回到家裡，我兒子只抬頭看我一眼，連聲「嗨」也沒有，便又低頭專心於他的暴龍世界，兩相比較，只有苦笑。

至於同窗老K，曾因上班遲到而被勒令罰站牆角，甚至警告開除，真是羞辱至極，讓人不禁想問：有這麼嚴重嗎？如此醫界，何來師道？就算是醫學權威又如何？想到現在很多年輕醫師，值班時窩在家裡

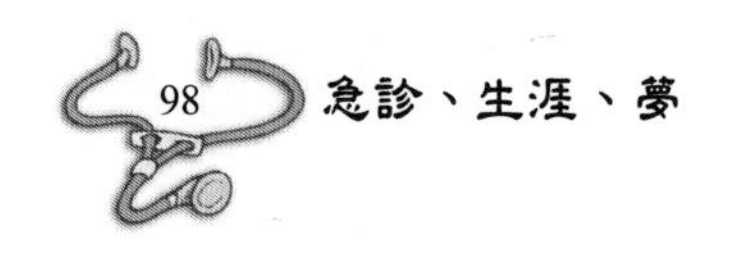

待命，開刀途中一到吃飯時間就脫手套，只怕誤餐傷胃，和從前比起來，真是不可同日而語。

有時，醫學權威不過是威權而已。在臨床醫學的受訓階段，常可見一些醫界前輩倚老賣老、欺下瞞上，骨子裡不學無術，卻裝腔作勢，趾高氣揚得很，偏偏醫界往往有些逢迎拍馬者，深知「識時務者為俊傑」的道理，卑躬屈膝地含憤忍苦，直到升任主治醫師的那一天，再將前人惡婆婆的嘴臉用來對付下面的人，如此惡性循環，逐漸造成醫學界的道德敗壞，紅包盛行、糾紛不斷，可謂其來有自。

近幾年來，由於電腦資訊進步，知識的傳播一日千里，許多過去的經驗早已淘汰，而實證醫學的引經據典，教改的風行草偃，成為時代風氣。舊的知識已然被取代，往昔的醫學權威若不思長進，未跟上時代腳步，程度其實有限的很，但有人卻無自知之明，偶爾還在醫學會上大言不慚地訴說其過往經驗，常引小人訕笑而不自知。

偏偏不少老派的醫師（即所謂戰後嬰兒潮的一代），現今都居醫院主管大位，掌握年輕醫師升等考劾的生殺大權，成為臨床教改的絆腳石，遇到這種狀況，年輕醫師也只有自求多福了。

2002-02-11

民生報醫藥新聞版

34、但求自保

今天開車經過一家便利超商，臨時停車去買點飲料，讓小孩留在車裡等著，才一回頭就聽到小兒大聲尖叫，衝出一看，只見一位披頭散髮的婦人正以雨傘攻擊愛車，當下予以遏止及驅離，自已也嚇出一身冷汗。

這些年來，精神異常者流落市區者不知凡幾，有的乞食道旁，有的困臥公園，獨行踽踽，髒臭難聞，政府無法可管；其舉止怪異，自言自語，精神醫師卻無能強制控管治療，任憑這些潛在的定時炸彈遊走街頭，經常生事。

由報章媒體可知，精神異常者，以利器或鹽酸攻擊婦幼與學生，造成終身傷殘者，時有所聞，卻是防不勝防，毫無改善之法；有暴力傾向的瘋子未見收容，也未見到強制醫療和隔離，四處流竄，直至於今，有了SARS之傳播媒介，甚而有了汽車衝撞公署之暴行。

當這些精神異常者因故送到醫院時，都曾有精神科醫師的照會，但以病房不足為由，實際收容入院治療者少；也曾有社工人員之關切，但以社會資源欠缺，實質幫助有限，大多仍以「拒絕治療」或「自動出院」，再度回流市井，浪跡天涯，以致越積越多，成為治安之隱憂。

在醫學上講究的是「預防勝於治療」，而在犯罪防治上講究的是「預防勝於發生」，如今法治既無約束之力，醫療又是效果不彰，滔滔亂世，如何保障大多數人，尤其是老幼婦孺的安全呢？為了保衛自身和家庭之安全，人人唯有退而求諸己，謹言慎行以避禍，發憤強身以抗敵，棍棒不離身以求自保，這真是個恐慌的自由民主時代。

2003-5-15

35、醫療諮詢的代價

有一位歐巴桑因頸部腫瘤去看門診，醫師將她轉介給外科，她順便問了一下用雷射治療黑斑的價錢，約定以後再來處理云云，結果門診護士就在她的健保卡上蓋章，並要她去批價付費，她心生不服，跑來向我訴苦。

「我又沒有看到病，又沒有拿藥，為什麼要付錢？」她理直氣壯的侃侃而談，我只好打電話去診間詢問，門診小姐給我上了一課，她說：「醫療諮詢也是要收費的！」我想起過去很多保險公司來電請益，為病患做諮詢和評估的報告，也都支付給醫師相當的酬勞，只是一般民眾仍不習慣這樣「使用者付費」的原則而已。

有一次得空度假，與家人參加一個海外旅行團，行前團員自我介紹中無意間說出自己的職業，之後旅遊途中不斷的有人前來請教，從長年痼疾到傷風感冒無所不及，好像當我是隨隊醫師似的，搞得我很尷尬，我並非是自我膨脹拒人於千里之外，而的確也是助人為快樂之本，只是醫療工作並非我參加這次旅行的目的，我也有享受旅遊輕鬆紓解的權益。

我想起我們的國父孫中山先生，他本身也有專業醫師的資格，在長年率領黨員奔走革命之際，也常遇到有黨員生病前來討教者，我們的國父有一套推託的本領，他說：「久不行醫或忘矣！」一般人總以為難得遇到專業人才，趁機請益，不完全是貪小便宜心態，倒不如說是便宜行事，原本無可厚非，只是要有點兒分寸。

諮詢收費，在許多行業，比如律師、精神科醫師、投資顧問，甚至算命勘輿者，都是很常見的事，何以病患來看門診就非得拿藥檢驗才算數？醫療諮詢之有價收費，並非無理，只是一般醫師懶得計較而已，民眾切不可以為這些專業的醫師諮詢得之容易不值錢，只是醫療諮詢確實收費的習慣尚未普遍而已。

2000-03-23
聯合報健康版

36、強身以抗煞，發憤圖自保

隨著SARS疫情之擴大，感染人數呈現等加級數增長，而死亡人數則呈等比級數暴增，眼看著就要席捲全台，衝破聯合國世界衛生組織預估的15%致死率，以至於人心惶惶然不可終日，好像世界末日已迫在眉睫。

影響所及，經濟更加蕭條，而治安開始敗壞，原本有暴力傾向者和心懷叵測者由此趁火打劫，或假SARS病患之名逃避追緝，或藉SARS受害之故四出作案，使得原本因SARS感染而奄奄一息的整個社會，有如雪上加霜、病上加病，以至於幾乎一發不可收拾的地步。

居今之危難時期，期待SARS治癒的疫苗渺不可得（據專家估計至少需時一年，另加上3年之臨床試驗後始得上市），只好靠個人之強身保健以抗煞；期待公權力之庇護如椽木求魚（政府單位遭恐怖攻擊而焦頭爛額，早已自身難保），我們應發憤圖強以自衛。

在醫學上講究的是「預防勝於治療」，而在犯罪防治上講究的是「預防勝於發生」，如今法治既無約束之力，醫療又是效果不彰，滔滔亂世，如何保障大多數人，尤其是老幼婦孺的安全呢？多位學者專家均建議，全國大休數日，停學停工以休養生息，重新整頓定序；遠離都會塵囂、避居郊區鄉下，加緊鍛鍊體魄，強身以自衛；不徒然防煞，也要防範盜匪，杜絕亂源，絕不容宵小有可乘之機，才有苟全性命於亂世的機會。

2003-5-15

37、轉診的藝術

有一天下午，我坐鎮急診，接到一位出去開業的老同事來電，想轉一個病患過來，請院內專家接手。

我聽了連聲說好，概括承受本院子弟兵的轉診，可說是醫界不成文的規定，放諸四海皆如此。我趕緊請教病患情況，是否要住加護病房，是否須緊急手術，是否有其他特殊狀況或背景，免得來個措手不及。

我還記得曾經接到附近某醫學中心轉來的病患，電話裡說得輕鬆，只有前臂骨折云云，沒想到人來了，我一看差點昏倒，傷患全身上下多處外傷，從頭到腳傷痕累累，更糟糕的是還包括內出血，到院時已呈現昏迷狀態，我們當時緊急召喚腦外科、一般外科和骨科共同搶救，幸得有驚無險，所以轉院前確實交班，真的是非常重要。

病患是50幾歲的糖尿病患者，長期在他的診所裡治療，好像是街坊鄰居似的熟識，直到有一天發現大腳趾破皮發炎，幸好被醫生及早發現，轉來住院治療，重新控制血糖和感染，避免了惡化成糖尿病足，而需截肢的厄運。

在病患到院前，我已為他訂好床位，並通知整形外科接手處理，病患帶著轉診摘要與愛克斯光片到達，當我看到轉診摘要上的抬頭寫道：「大國手高診」，忍不住笑了出來。我們很快地問診、檢查、換藥、完成採血等例行檢查，我再去電向原醫師說明後，就讓病患入院休息了，整個過程，平順而有效率。

「大醫院看大病，小醫院看小病。」可說是轉診的原則，雖然有時大醫院會因無床，離家近，或緊急手術之必要而轉院，大都無可厚非，只是有時遇到四處求醫的採購型病號，或是早已被吃乾抹淨，無啥可做（無利可圖）的療養型病患，比如長期臥床生褥瘡，或個性彆扭難纏者，做為醫院門神的急診醫師，實有必要先行過濾擋駕，才不至於造成其他科醫師的困擾。

在阻擋病患入院時，特別要謹言慎行，以免病患期望落空而惱羞成怒。有位年輕醫師在拒絕病患住院時，忍不住說溜嘴：「醫院又不是旅社，隨便什麼人都能住……。」霎時引來病患及其家屬高聲咒罵，誇大事端，又要投訴又要道歉等等，搞得烏煙瘴氣的，其實，緩言推託，四兩撥千斤可也。

國內轉診制度行之多年，只是空口白話，並未落實，許多醫學中心淪為大型門診量販店，和地方診所搶食健保大餅，由夜診、黃昏門診、假日門診乃至開辦急門診，掛號動輒破百，吃相難看，斯文掃地，而且醫病關係每況愈下，如何回歸正統，讓醫學中心負擔教學、研究和重大傷病之本務，還給地方診所一點生存空間，實有賴「金主」－健保局，好好規劃才是。

2002-04-03
民生報

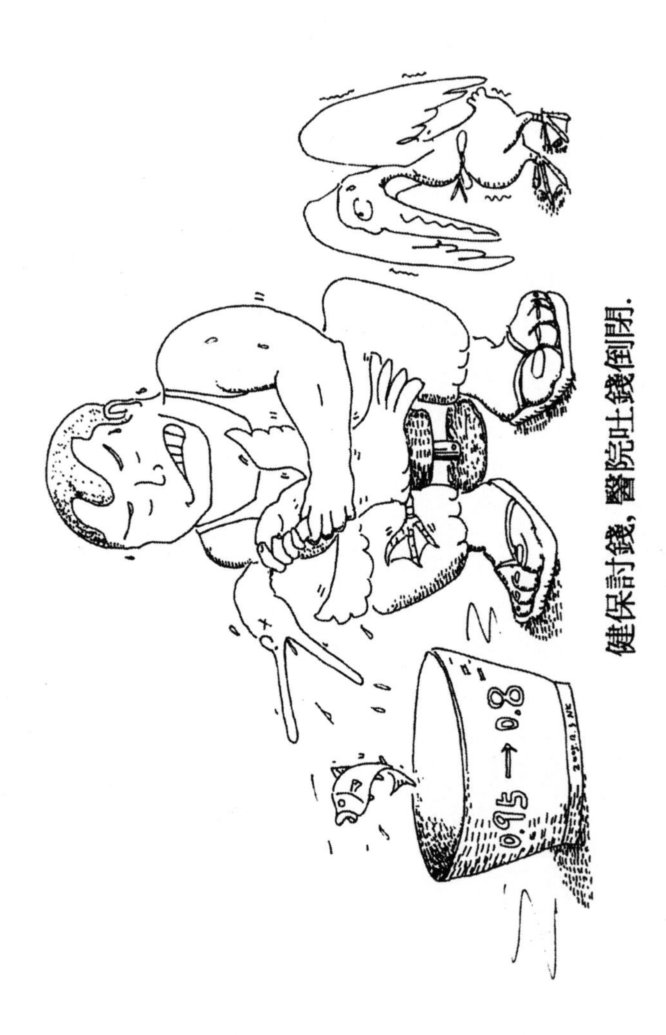

健保討錢, 醫院吐錢倒閉.

38、解釋病情的藝術

猶記留學日本時，在醫院裡，對於癌症病患的病情解釋，我的老師門田先生素來是主張「講清楚說明白」，沒有什麼好避諱的。國人常見對病患刻意隱瞞，在他的教室裡是看不到的。「不能坦誠相見，戮力同心，如何能在對抗癌症的戰役中克敵制勝？」我當時雖點頭稱是，但心想，這在國內可能行不通吧？

國人一聽到罹患癌症，莫不頓足搥胸，怨天尤人；加上諱疾忌醫，迷信偏方，不是四處求神問卜，就是遍嘗百草，直拖到癌症末期無可救藥時，才重回醫院。家屬也往往隱瞞病情，至死不願說實話，有時病患自己也跟著作戲，雙方都心力交瘁，連帶醫護人員都戰戰兢兢痛苦不堪；其實，何必自苦若是？

一名遠房表弟，不遠千里由鄉下來找我，拿著幾張醫院的檢驗單，他說，每家醫院都說他得了肝癌，活不了多久了。「我的孩子還小，我不能死。」他斬釘截鐵地說。

我檢視著他的檢驗報告，肝臟功能一塌糊塗，腹大如鼓，眼結膜泛黃，診斷書上驚心動魄地寫著：「酒精性肝硬化合併肝癌」。我特別注意到腫瘤大小已超過五公分，可說連手術切除的機會也沒有，更別說肝功能已不堪負荷了。

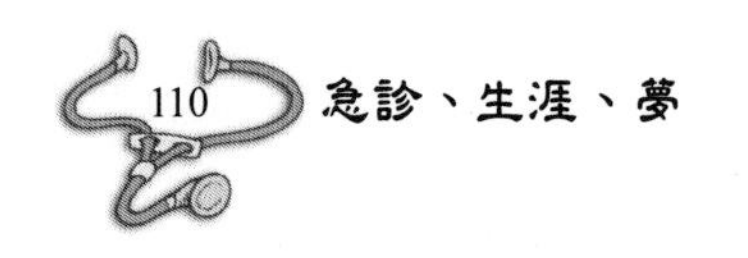

我想起他自小恃寵而驕，及長後，花天酒地，不事生產，今年未四十已見老態，卻還有一家老小拖著。這時他突然開口說：「你可以幫我介紹做肝移植嗎？我付得起錢！」他滿眼的期盼，卻令人悲傷。

酒精性肝硬化因為術後病患無法戒酒，常常功虧一簣，更何況還合併有肝癌，術後癌症再發的可能性極高，並非肝臟移植的合適對象；而且現今很少人捐肝，死刑犯捐肝又麻煩多多，在一肝難求下，已很少醫學中心熱中此術了。

「開刀後我一定會戒酒，一定……。」他緊追著說，我只有苦笑搖頭。我心想，自己人何必避諱，所以我直截了當的告訴他，此病必死無疑，沒有痊癒機會，別想做什麼肝臟移植，還不如把錢留下來養育小孩，趁來日無多和家人常聚云云。他太太在旁邊聽了哭了出來，一家人後來垂頭喪氣地離開了。

兩個月後，消息傳來，他過世了。

有天晚上臨睡前，我接到他太太打來的電話，她說表弟生前花天酒地，很少回家，偶爾回家也是醉醺醺地打人罵人，小孩都嚇壞了，離他遠遠的。他聽了我的話後，過世前都留在家裡，每天陪小孩玩，接送上下學，變成和樂幸福的普通家庭生活似的，只是快樂的時光太短了……。

「當我們聽到你那樣說，有如晴天霹靂。」她哽咽著：「你說得那樣白、那樣絕，不給我們一點希望，當時我們都好恨你，覺得你好狠，沒有同理心；但我們還是相信你，所以開始準備後事。現在他果真死了，我們雖然哀痛，但心裡已有準備，所以按部就班，不慌不亂，我很感謝你當時說得這樣明確，讓我們死了心，也省了亂吃藥的錢。」

我聽完了放下電話，悠然想起當年恩師的教誨，心裡真是百感交集；偶爾聽到護士揶揄說我有時如茅坑的石頭般又臭又硬，只是俗話說，會傷心落淚的不能擔當殯喪行業，那麼，放在醫界又要怎麼說呢？

2001-10-07
民生報醫藥新聞版

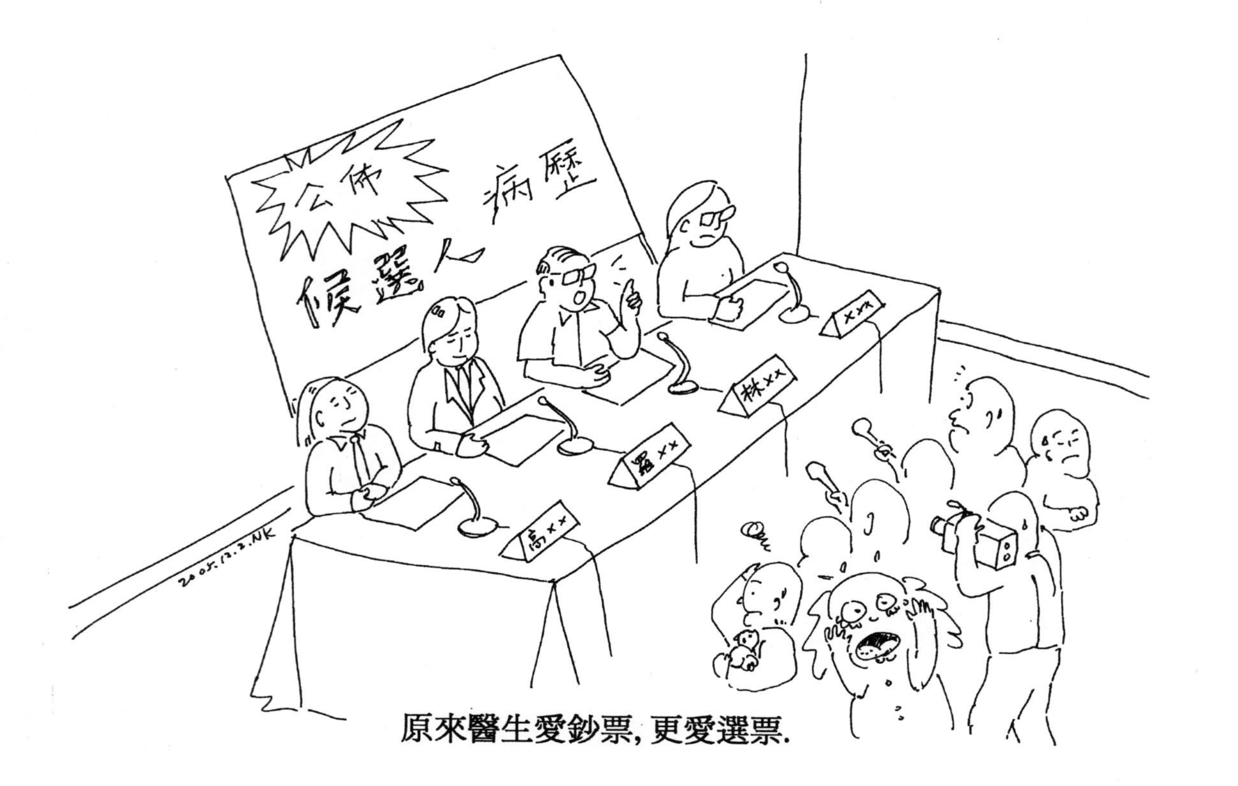

原來醫生愛鈔票，更愛選票.

39、十二與八的差別

連著五天，每天上班十二小時，下了班回到家都已八點多了，小孩在家等著爸爸回家吃飯，苦等不著，見了面臉臭臭的也不打招呼，自己默然吃過飯洗澡後就昏昏欲睡，想陪家人聊聊或小孩玩玩，怎奈體力不支，而且想到明天一大早還要上班，還是快快就寢為要，上床一翻身就睡著了，一直到清晨被鬧鐘驚醒，人雖起身心仍想睡，真苦啊！

每個人每天要工作多久才合理呢？這是個見仁見智的問題，身為老闆的恨不得每個員工都如同機器一樣可以二十四小時不停的運轉生產；一心賺錢發財的員工也是同樣的卯足了勁力拼，只恨此身非鐵打……。可是人身終非機器，超時力拼，終非久長，就如同在急診上班，上了第四天已感覺蠻累的，常常昏頭轉向，勞基法規定的每天工作八小時，想來還真是有它的道理。

就好像一般朝九晚五的上班生涯，可說是大多數公務員習以為常的工作型態，生活安定，適合相夫教子的家庭生活，所以難怪公務員這一行常為世間父母對子女的生涯期待，尤其值此政經混亂景氣蕭條的時期，這種鐵飯碗可是人人稱羨，擠破頭爭取的職業。只是生活步調太固定，有時會有無聊的感覺；而且每到上下班時分，人擠人，車塞車，另外每逢週末，到處也是人山人海，想到就可怕。

相對的，輪值急診就可避開交通巔峰和人潮洶湧的困境，可以較具彈性的調配生活，也是一得也。只是對急診的醫護人員而言，上班像打仗，隨時會有什麼狀況發生誰曉得，病患多，工作忙，若再加上值班時間又長，很少不致精疲力盡，在12小時的輪班制度施行時，因為上班太累了，所以科內事務和會議很少人願意參與，造成科務廢弛管理鬆散；也因忙與累，靈感盡失，很少參加學會與發表論文，以致研究發展無從著手，下班後除了及早休息，無暇參與家務，遑論休閒或社交？是以個人健康，家庭幸福，職場發展，社會活動與人際關係都受限制，影響不可謂不鉅。

我常常懷疑，這樣子地拼命，是不是真的有必要？人生固然無如此需磨頂放踵之偉業，而且我也不相信這樣賣命的辛勞，可以搏得病患多大的感激，否則為何醫病糾紛不斷？我也不相信這樣子的辛勞，可以獲得主管多少的賞識，否則為何總是責備遠多於獎賞？反是因為日夜顛倒，長期過勞而造成疏失與誤判，留下不少遺憾。

其實急診可以做的更好，端視有心與否。急診的品質改進工作，永不嫌多。我認為除了改進急診的工作環境外，第一要務是要扭轉十二小時成八小時輪班，須知投資理財跑短線不如長期佈局，急診經營也應如此，常見急診醫師又為了個長假，不惜連續值班，通宵硬挺，既傷身體又壞了醫療品質，可謂是得不償失，殊為不智。尤其是上了四十歲，體力非比少年，應有所節制以防過勞死之不幸。

至於說急診人力不足，在草創之初，就應抽調他科人力支援，並提供優厚待遇以補償。重賞之下有勇夫，然工作效率基本在於專業，抽調他科人力支援可當成暫時，不能期待對急診品質有何助益。急診終究還是要回歸專科醫師，才能期其可大可久。

在歷經各種大災難和種種社會案件，包括家庭暴力、自殺、酒醉駕車等等的衝擊，再加上媒體的報導與影片的渲染，證實急診醫學之重要和必要，也有許多雄心勃勃的年輕醫生都有加入急診接受挑戰的興趣，雖然現在仍因人手不足、良窳不齊比較辛苦，但展望未來，只要好好規劃，未嘗不是一個好出路。

2001-09-08

40、生命中不可承受之輕

今天在外傷醫學會上，遇到一個學弟，他被醫學中心下放南部，現供職於急診，獨當一面，卻也做得有聲有色。從急診、開刀房、加護病房到門診無役不與，事必躬親，有時須連續工作24小時以上，可是他誠甘樂之。

「要做好外傷工作，這是一定要的啦！」他堅定的說。我聽了相當佩服他的認真，卻也蠻羨慕他的自由自在，可以大顯身手，不受羈絆，這是許多急診醫師長年企盼，可望卻不可及的。

因為受限於急診，無法提升，許多醫師只是得過且過，有的搞外務，有的辦移民，把急診當作是賺錢糊口的行業而已，就如同當我勸一位剛升上主任醫師的同事趁年輕出國深造，他很直接了當的回絕說：「好不容易熬出頭，升上主治醫師，正是賺錢的時候，出國唸書太不划算了。」

更深入聊開後我才瞭解，在考量自己出身學校、宗教和省籍差異，認知在這種社會這種醫院裡，升遷無望，何必勞神力拼，混口飯吃，得過且過就好了。「我又不是阿扁總統的女婿。」他酸味十足的說，我有一種「哀莫大於心死」的感覺。

「生命中不能承受之輕」這本書裡的男主角，

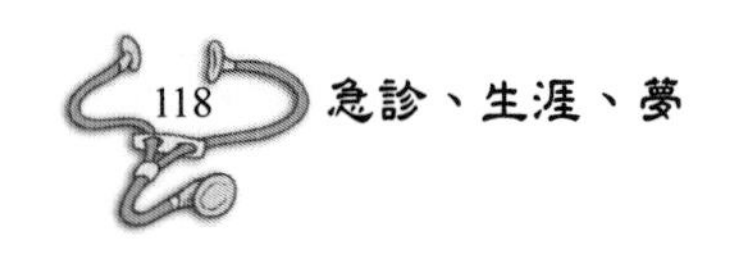

本身原是一名優秀的腦外科醫師，因為國破家亡，被迫充當洗窗工人，後來轉往偏僻山區當農場司機，別人（包括其妻）都為他抱屈，他自己倒是想得開。他說，外科並非志業，其實人生也沒有什麼「非我不可」的志業，更沒有我非做什麼志業不可，人生最可貴的在於心靈的解脫。

當我聽到同事說：「人生要有自己的事業，也就是所謂的志業。」我以為他指的是「醫師」這個行業，結果竟然不是，而卻是他們的家族事業，某種生機產品之開發生產，搞得有聲有色，他幾乎已把醫師這一行當作是副業了，醫師非志業，真是讓人不可思議。

五十年前，台灣甫自日本殖民地中解放出來，受到政治的故意壓抑，知識分子只有研讀醫與農科的路可走，造就其後社會賢達非醫即農，直到今日，雖然已每下愈況，醫師仍為年輕學子，尤其是父母師長殷切期盼，相當熱衷的行業。曾幾何時，醫師這一行沉淪若此，就像我們過去耳熟能詳的醫界前輩那樣，上山下海，夙夜匪懈，成就一世名醫典範，這是所有醫師一生所需承擔之重，但醫療環境之偏差，制度綁手綁腳，醫病關係淡薄，再再讓我感到醫師這一行，已逐漸變成生命不可承受的輕，想來十分悲愴。

2002-04-06

41、白衣天使心

前不久有傳聞護理部將接管專科護理師，引起全院群雌譁然，揚言集體離職誓死不從，院方只有讓步，暫擱此案。抱著求知的好奇心，我很白目的詢問幾位護理同仁，想要瞭解為何視護理部如洪水猛獸？「不都是女人嗎？」我追問道：「有時我還覺得她們蠻和藹可親的……。」

沒想到換來一陣國罵跟白眼，有位護理師引經據典的比喻說：「你看慈禧太后跟東宮皇后不都是女人嗎？她是如何整人的？」我聽了覺得一陣毛骨悚然。由此看來，天理循環，物物相剋，女人的天敵還是女人，關於這一點，古有慈禧武則天，今有「北港香爐」，歷歷不爽。

我注意到護士最恨的人，第一是護理長，其次是總醫師，所謂：管家三年，連狗都嫌；做為一個管理員，尤其是直屬上司，實在很難兩面討好，一方面有來自層峰要求科內經營品質，一方面有來自屬下狀況頻仍的挑戰，壓力實在很大，我做總醫師時就有護士向主任告狀，說我「洗手後一次用了三張擦手紙」，而後遭昏庸主管口頭警告，至今每每想起就覺得很不是滋味。

長久以來，醫護關係冷淡，針鋒對立，已是大家耳熟能詳的事實，也是造成醫療品質提昇的障礙，醫師與護理分庭抗禮，各行其是，很難讓人置信的是，這樣格格不入的兩個團體，竟然也能朝夕共事，醫護病患而無礙，也由此可見臨床的工作，倒並不是有什麼深奧的學問，不過就是繁瑣而已。

要怎樣來化解對立嫌隙之心，讓醫院同仁間相處充滿祥和溫暖的氣氛呢？答案是：不可能！在多年來參與醫護協調的品質管理會議後，我只有心灰意懶的退出。孔老夫子說過：「唯女人與小人難養也。」由此可知，孔子早知女人難以相處，對她太好就變得隨便，對她不好則睚眥必報，所以我委身醫院行醫，外表看來光鮮人人稱羨，其實日復一日的尋常診療乏味之至，而處身於護士環繞間耳語不斷，讓人坐立難安，如臨深淵如履薄冰，這種難堪和痛苦，非常人可以想像。

我希望本篇不會觸怒白衣天使們（才怪！）。

2002-03-05

42、好的種子

——好的種子，隨處可發芽，開花結果。——

我的老師是外省人，大陸淪陷時隻身由上海來台，孑然一身，憑一張國立大學的文憑到高中教書討生活。

遇到他時，是距今25年前，重考大學的那年暑假。當他得知我經濟上的困難，不計費用的為我補習，並時常以自己的體驗，給我很多鼓勵，惠我良多。

老師常說，身為知識份子，應自外於黨派宗教，如此才能以超然的態度，評論時政，表率民眾，「有事沒事罵罵政府，是很平常的。」今天的我們不覺得如何，然而在當年戒嚴時代，可說是驚人之語。

師母是原住民，文盲且長得很抱歉，每天見面只問收補習費，學生們都避之唯恐不及。可是幾個小孩個個優秀，兒子建中女兒北一女，而後台大或醫科，只是遺傳到母親吧，長得也都不怎樣。

有一天上課時，又見師母穿梭課堂收錢，引起一陣騷動，只見老師不言不語，隔著老花眼鏡瞪著她，直到她走出教室，才回頭幽幽的說：「好的種子，隨處可發芽，開花結果。」二十多年來，我謹記在心，

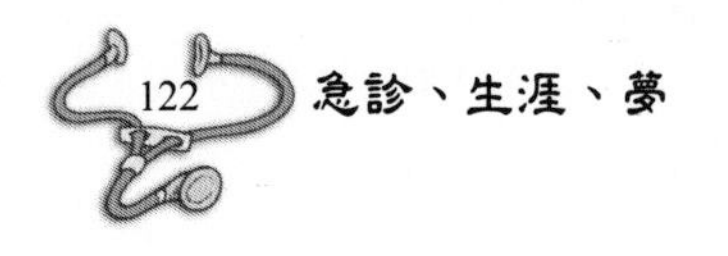

從未或忘。

當我考上私立醫學院時，我不再重考，我相信必為名醫；當我留學異國，貧苦寂寞也不悔，我相信必可取得學位；回國後當我面對醫院內的派系鬥爭時，我毫無畏懼，我不必依附權貴也能生存；即使當我選擇我的終身伴侶時，我也堅守這樣的信念，不受族群、學歷、家世和財貨所左右。隨著年歲之增長，每當面對人生各種的試煉和抉擇時，我愈發領悟到，老師的教誨，無遠弗屆，歷久而彌新。

二十五年來，每一年當我寄給老師賀年卡時，我都回味著這句話，而且確信，我是好的種子。

2002-02-05

43、你見過死人嗎？

科內護士為了升等專案，跑來問我有什麼好點子，我隨手指著一旁正在急救的昏迷傷患說：「這就是個值得報告的好個案。」

這是一個30歲開外的男性上班族，酒後騎機車回家，途中發生車禍以致全身多處擦傷，當時並未送醫，而是自行返家塗藥處理，半夜家屬曾見其嘔吐，只以為和喝酒有關，並未多加注意，沒想到第二天早上，發現他已一覺不醒了。

病患送到醫院時，已無任何生命跡象，除了全身多處擦傷外，最醒目的是眼眶瘀青，按照神經外科來說，像這種「熊貓眼」，必須想到頭顱前窩，亦即前額腦葉是否受傷出血，用電腦斷層檢查即可確認，只是病患已無生命徵象，自然沒有必要多做檢查了。

一般像這樣的死者，都會先送至醫院的太平間，再報請檢察官和法醫相驗，以屍體解剖確認死因後發還入殮，這在歐美日本等先進國家都是例行的解剖，即使是大陸中共當局亦復如此，死因之確認有助於醫學研究發展，有時也和刑案偵查有關。

話說過了幾天，病歷室傳給我一份公文，要我為這個病患開立死亡診斷書，我看到地檢署的法醫，在直接死因這一欄填一個「心臟衰竭」，心覺奇怪，於是去電詢問。我這才瞭解原來衙門深似海，打了一個早上的電話都佔線不通，近中午終於接通了，人也不在，只有留話待回。

到了下午，法醫終於回電，當他聽完我的疑問時，很不耐煩似的說：「家屬拒絕解剖屍體，死因只有靠經驗。」我心想，車禍死亡若非頭部外傷，也只有酒醉嘔吐造成窒息吧！那麼年輕，又無心臟病史，說是死於「心臟衰竭」未免太牽強了。

法醫大概是認為我無事找碴。很不客氣地問我：「老弟，你見過幾個死人？」

我聽了愣了一下，還未及回神之際，他又問了：「你畢業才幾年？一年看過幾個病人？我可是一眼就可以斷定病患的死因呦！」

我聽了真是啼笑皆非，搞了半天，原來是和我比誰吃的鹽誰過的橋多，我想起諾貝爾物理獎得主費曼先生的書 — 這個不科學的年代！沒想到至今再再驗證，我真服了這個現世官僚。

2002-03-05

44、我思故我在

有一天凌晨在急診值班，整晚病患一個又一個的來個沒停，一直搞到凌晨兩點，忙得差不多了，我得空在值班室休息，我癱軟的躺在便床上仰望天花板，窗外淅淅瀝瀝的下起雨來，無限思緒湧上心頭。

我素來不信任國內的醫學教育，大學畢業後一考取獎學金就出國了，在國外我仍延續大學時代苦讀的習慣，每天不超過12點不眠，做起實驗效率第一，猛拼猛趕，如此辛苦有了報償，我得到恩師的賞識和提拔，成績凌駕同儕，我也很快的取得學位回國。

我原本以為可以跳脫國內醫界的顢頇，從此自由自在，做一個有為有守的醫學導師，可惜天不從人願，我終究是難逃醫界派系對立和爾虞我詐的鬥爭之中，總醫師做完後竟然未能升任外科主治醫師，真是十足的羞辱，我在台灣醫界中跌跌撞撞的淪落急診尸位素餐至今。

為了迎合健保要求和營運成本，我像個開業醫似的獨守急診，事必躬親，小病小傷無役不與，連驗傷開診斷書都不能免，每當凌晨被叫起來幫酒醉鬥毆的無賴處理傷口和穢物，我就忍不住發火，天啊！這就是人生嗎？我不禁嘆息，難道這就是我人生的宿命嗎？苦學出身力爭上游，卻落得困居急診日以繼夜，做點住院醫師即能勝任的縫合和驗傷工作，而且一做就是十年，臨床工作真是如此無趣嗎？如此無奈嗎？我悲痛的感受到，臨床工作，已到了盡頭。

我一向是愛看書的，為了日以繼夜的值班，妨礙了正常生活，對於節慶假日毫無感覺，連社會大小事件似乎都離我遙遠，特別是我很久沒看書，這是很對不起自己的事，我浪費太多時間在值班和做些有的沒有的小事，沒有專注於學術和思考，真是很對不起自己。

這是因為制度和環境的僵化，讓我有如龍困淺灘，我很不心甘情願的隨波逐流，卻也莫可奈何。事業之不順，讓我大興不如歸去之感，山不轉路轉，我覺悟到唯有下定決心，認清「得道兼善天下，不得志則捲而藏之」，才能走出困境，重見光明。

我一直有一個夢想，住鄉下，養條狗，可以隨處停車，不虞拖吊；可以休閒地看書、畫畫。於是我翻山越嶺，找到近郊山上僻靜山腳的小洋房，依山傍水，風景不殊，可以和媽同住，兄弟姊妹們回來也都有比較寬敞的空間，我可以養條狗，在後院可以看書、喝茶、畫畫、種種花，前院寬敞可以隨處停車，還有一個小魚池，真是很理想的所在。

自忖年已不惑，算算人生餘命已然不多，何必虛擲於日以繼夜的乏味的臨床工作？記得做總醫師時，因為過於打拼，讓主管感到芒刺在背，終被罷黜轉職；幾年打拼下來，眼見醫界同仁未老先衰，多的是過勞猝死，不然就是病痛纏身，讓我看得觸目驚心，頓生警醒，而今升任資深主治醫師兼任教職，五子登科（妻子、兒子、房子、車子、位子），人生至此，還有什麼須力拼以求的？所以持盈保泰，氣定神閒的居家生活，就是現階段必須實行的目標，又何必邀之皓首？

於是我試著盤算，一個月只要辛苦十天就好了，這是為五斗米折腰所必需之惡，至於其餘時間則歸我逍遙，常人一生庸碌操煩，至死方休，我想我沒有這麼苦命，我的人生不勞他人安排，我要過我想過的生活。

2002-01-17

45、夜半遊魂

病患急急忙忙的衝進急診，「快！快！快！快幫我打針，痛死了！」只見他面孔扭曲，身體顫抖的大喊大叫，讓原本寧靜的深夜急診，一下子人聲鼎沸似的騷動起來。

醫護人員上下一心，以非常敏捷而專業的手法將他抱上床，直接送入急診室，拉上隔簾準備搶救。「哪裡不舒服？哪裡受傷？發生了什麼事？」一連串關切的質問排山倒海而來，而大家手上卻都沒閒著，有人拿著剪刀正要剪開病患的衣服，有的上下做個徹底的檢查，有的忙著打點滴，有的忙著清洗傷口……。

只見病患一陣掙扎，推開所有伸援的手說：「我的腳很痛，請你們給我打一針就好了。」大家睜大眼睛檢視他所稱很痛的地方，原來不過是慢性骨髓炎罷了，頓時鬆了一口氣，一哄而散。「先去掛號吧！」檢傷護士沒好氣地說。

多年前因為車禍，造成小腿之開放性骨折，之後併發慢性骨髓炎至今。「我對所有止痛藥都會過敏，除了嗎啡以外。」病患一邊說話一邊眼色閃爍地躲避我正視的眼光，讓我不禁懷疑心起：「難道我們見過嗎？」於是我使出緩兵之計，召骨科醫師過來會診，

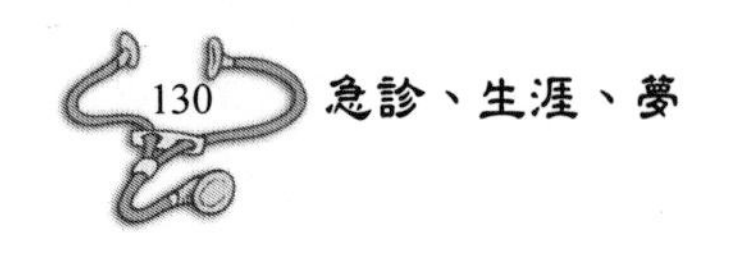

趁空檔我回到辦公室喝杯茶，閉目養神一番。

在幽思冥想中，我回顧過去這些年來所看到的病人，往昔一幕幕如同影片般倒轉，我慢慢的想起在某一個陰暗的小診所裡，當時年輕的我值夜班遇到的病患，我豁然想起就是他，就是他，他原是煙毒勒戒所出入的常客，年輕而蒼白的臉，倘佯於深夜都會巷道，只為了求片刻的歡愉，有如不見陽光的夜半遊魂。

我從冥想中悠悠醒來，回到診間，剛好遇到骨科醫師會診結束，只見他草草的在醫囑上開立處方－嗎啡一支，毫不猶豫。我立刻招手對他說：「要開這種處方你得自己簽名負責。」他歪著頭斜睨著我，好像當我故意找碴似的，打了一針後，病患欣然出院，與入院時之鬼哭神號簡直是判若兩人。

我看著他的背影，逐漸消失於陰暗的深夜裡，「下次他會到哪家醫院重施故技呢？」我不禁搖頭，想到在夜深人靜，大地安息時分，還有人為了一解毒癮，遊走於各大醫院急診，軟硬兼施，無所不用其極，棄自身之安危與尊嚴於不顧，徒然耗費醫療資源，心中真是無限的感慨。

2002-04-07

46、怎奈師道清貧

近來健保局為了開源節流，刪除原本補助教學醫院的研究和教學經費，有如給予醫院一記重擊，讓原本就感顛躓的醫院經營變得更加艱難，此舉震驚醫學界，人人議論紛紛，憂心忡忡。話說回來，如今很多醫學中心淪為人體工廠，或為量販型診所而不自知。只一味的追求業績，不事教學和研究，實在也沒臉抗爭什麼。

長久以來，醫學院將五年級以上的學生送來醫院，由見習實習生做起，從此不聞不問，放任各大醫院自行發落；而後之住院醫師訓練也是各行其是；不曾按部就班的施行臨床訓練，只是當作廉價勞工般的磨練，任憑醫學生自生自滅，白白的糟蹋了青春歲月，這是大家有目共睹的事實。

為人師難，為醫師之師尤難。何也？既要求臨床又要求研究，甚至要為學生做生涯規劃，安排其進修就職，非得有相當權勢與人面不可，非一般國內醫界前輩可以做到的。所以國內醫界前輩，或只顧研究以求名，或專注臨床以求利，不然就是占住一院之長專擅獨裁而已，終究沒有一個堪稱人師之醫界泰斗，難怪健保局可以毫不忌憚地削減臨床教學經費。

且不談臨床，看看基礎教學又是怎樣的光景呢？

我想起我好朋友老S和我一樣，大學畢業後即出國留學。苦讀經年後取得學位回國，我回臨床而他去基礎，十年後他升任教授，在大學裡作育英才，我則在醫界飽嚐人事鬥爭之苦，跌跌撞撞乃至流落急診討生活，我一直很羨慕他的學以致用，怎知他也蠻羨慕我的。

有天深夜，因為一篇論文校正，我打電話到他家裡，由他的母親接電話，才知他仍在辦公室裡，正為下年度的國科會研究申請打拼，始知基礎醫學這一行飯也不好吃。

乘出席學會之便，我偷得半日閒的回到大學裡，順道拜訪他，只見在狹小的辦公室裡擠著滿滿的圖書和儀器，他倒了杯白開水給我，一臉歉然道：「我這裡只有這個……。」聽他數落著每個月領取微薄薪水，勉強糊口，早出晚歸，比醫生還苦卻沒錢，開個國產老爺車，年過四十仍買不起房子，姑且和父母同住的近況，我聽了不覺莞爾。

「我原先也想出去兼差，想想很多從前醫學院的同學，本來就不很用功，混到畢業考到執照，也能做個人模人樣的大醫生賺錢過好日子，不像我苦哈哈的拼命唸書，拿到博士做到教授，卻也過個普普通通的公務員生活，早知如此，當初何必讀醫？又何必出國深造？隨便考個自然類組就好了」。我聽了大為震驚，也只有幽幽的勸他：「這也是你自己的選擇不是？」

近年來電子業當道，求才殷切，多到大學來挖角，據說許多大學教授都不禁高薪誘惑而下海「撩落去」，以致師資流失甚夥，讓大學當局緊張萬分，而有以高薪留任教授之議，只不知何年何月才會風水輪轉，讓有志教學的醫師們，也能得到相同的待遇。

2002-02-18

47、屈辱

我孤坐在診間裡，瞄了一眼對面主任的診間，人潮洶湧，門庭若市，反觀自己這邊則是門前冷落，只有小貓兩三隻。不過半個鐘頭病人就看完了，不過都是些受傷來換藥的，沒有需要入院或手術的，護士小姐很無聊似的猛點頭打瞌睡，我也只有拿出一本書來打發時間。

時近正午，我百般無聊的正準備收攤時，對面診間的幾位病人才心不甘情不願的被轉了過來，只因為主任看診看累了不願加號，或者是因為待一會兒要開會或打球，人要先走，所以才把一些後到的病患轉了過來，我必須說，幫人擦屁股的感覺真不好。

我回想過去這麼多年的求學生涯，總是名列前茅，每學期老師對我的評價總是「品學兼優」，我也一秉尊師重道的教訓兢兢業業於學問之研修，連進入醫院這樣的小社會裡也是克己敏求，苦苦的挨完住院醫師時期的黑暗歲月，忍辱負重，任憑前輩醫師們的打壓欺凌，而有今日，沒想到畢業後進入醫院訓練到現在已近二十年，都拿到專科醫師，升任主治醫師多年了，竟然沒有幾位慕名而來的固定病患。

在學理上，我有絕對的自信，也一直小心翼翼的開刀，很少犯錯，甚至很多主任的手術都是出自我手，尤其是當他跳台又跳台，忙不過來的時候，只是他都會在病患麻醉前出現，在麻醉後消失，病患自始至終只記得他，對他萬分感謝，又送禮又鞠躬，我只有默默的站在後面。

詢於同行，要廣招病患需要一點小技巧，比如先為每個病患預約下次門診，每次只開少少的幾天藥，讓他們隔了幾天就非回診不可；不然就收一些有的沒有的病患住院，打一些營養針，開一些高貴藥，談點家務事，表達關切之意等等。其實為了廣招客源，醫院每隔一段時日就要舉行記者招待會，或發表一下業績，或是新的減肥療法，新進先端儀器，異物塞入屁眼等等，老闆說這叫做「行銷」，我則老覺得倒胃，常覺無聊，壯夫不為也。

對面的主任談笑自若，很風趣似的和幾位病患打招呼，提著病患送來的好幾包洋酒洋菸，笑咪咪地輕快的走出診間，我連忙卑微的起身行禮相送，這是經過多次被提醒後的基本動作，唉！活在老闆的陰影下，就如同永遠長不大的孩子。

七月，我下定決心，棄外科而轉司急診，從此脫離門診那種守株待兔的生涯，病患因急症求診，愛來不來隨他，來了也無從選擇，哪管什麼世俗之名醫或神醫，上班我來下班我走，我好自為之，天高皇帝遠，我終於結束了多年以來的屈辱。

2001-09-08

48、返樸歸真

有一天晚上趕著吃完晚餐出門到醫院值班，太太突然問道：「有沒有輕鬆度日的一種工作？」我聽了愣了一下，隨即應答道：「有！」原來這樣的疑惑徘徊心中日久，也曾深自考量過，所以才有這樣堅定的答案。

「賣掉車子，安步當車，所以車油和停車費就省下來；賣掉房子，厚著臉皮搬去跟老媽擠舊房子，房貸的壓力就沒了；痛下決心結紮了事，就沒有子孫教養的負擔，如此一個月只要工作一天就可以生活了。」

太太聽了揮揮手道：「還是趕快去上班吧！」

醫院同仁某醫師告訴我說，有一天他晚上八點才回到家，吃飯洗澡後原本想看看書或陪小孩玩，沒想到在不知不覺中竟然睡著，他想起來可是卻爬不起來，一直睡到早上六點，他不想起來卻不得不起來，為得是還要趕去上班……。

「你太累了。」我回了他一句，悚然驚覺，自己何嘗不是如此？

我想起我們醫界的前輩們前仆後繼，許多人做了幾年後都不支倒地，紛紛轉行，大多積勞成疾，而不得不退，有人胃出血，有人腦中風，還有人心肌梗塞，至於現役者也好不了多少，罹患高血壓、糖尿病、心律不整、痛風等等慢性病者也大有人在（包括我自己在內），至於經常性的傷風感冒及腸胃不適、焦慮易怒、失眠倦怠感，更是醫護人員共有的職業病。

我不明白，為什麼要搞成這樣？是否真要如此犧牲自己，才算是好醫生？是否非得燒盡，才比較偉大？人生短短數十寒暑，已然虛度半百，前三十年規規矩矩的接受教育，未曾逃課未曾犯規；後二十年日以繼夜的在醫院工作，從未收受紅包從未摸魚打混，我自覺無論是做學生或做醫生都應俯仰無愧，只是感覺蠻累的，尤其是年已不惑，居然還要值那麼多累死人的夜班……。

翻開雜誌看到居然有醫師在開畫展，辦演奏會，甚至有人在家相妻教子，幫兒子解數學課題，所以我豁然頓悟，「世間本無事，庸人自擾之。」於是推掉無聊的行政會議，賣掉不營養的值班，躲開醜惡的黨派宗教，重拾塵封多年的畫筆，一步一步的恢復簡樸生活，現在的我，覺得做久做的愉快，對自己對病患對家人對社會，都應該比較有好處才對吧！

2001-07-09

49、流浪的動植物

我一直有一個夢想，住鄉下，養條狗，可以隨處停車，可以悠閒地看書、畫畫。當初住民生社區時，巷道狹窄，停在道旁的車子常被劃被拖吊，房子又小又暗，大白天就得開燈，進了房門就想睡覺，很不健康，當房東要求收回房子時，我樂得順理成章的搬離台北，一點也不戀眷。

我死也不願再回到市區那種擁擠冷酷的居家環境裡，於是我翻山越嶺，找到市郊僻靜山腳的小洋房，依山傍水，風景不殊，可以和媽同住，兄弟姊妹們回來也都有比較寬敞的空間，我可以養條狗，在後院可以看書、喝茶、畫畫、種種花，前院寬敞可以隨處停車，不畏拖吊不必繳交停車費，真是很理想的所在。

剛搬來時，對週遭環境不甚熟悉，只是覺得清靜，慢慢的我聽到蟲鳴鳥叫，注意到夜來野貓打門前走過，而早起發現前院草地上有一灘狗糞，始知鄰居們都先好奇的來訪了。

家當安置得差不多時，我去找大舅，說我想去買條狗來養，他聽了大笑說：「想要養狗何須買？到處都是流浪狗。」我跟他回到他的養豬場去，只聽他一聲口哨，十幾隻大大小小的狗兒蜂擁衝出，圍繞著搖尾吠聲問好，其中一隻長耳獵犬更是巴結得很，甚至跳入車裡賴著不走，趕下車後還尾隨了好久，讓我幾乎心軟，想帶他回家了。

前後院的空地，可以種花蒔草，原本打算造訪附近的苗圃，想著想著總是抽不出空，偶而在路邊隨處可見別人遺棄的花草，一息奄奄的倒臥道旁，隨手撿回來種，有的死有的活，活得留下過活，死去的花草就地埋入土裡作有機肥，各得其所，沒有浪費。

前一陣子流行廚餘堆肥，我也曾去電相詢，當瞭解到處理廚餘堆肥的機器得花費數萬元時，只有打退堂鼓，於是我在後院挖了個坑，將廚餘搗碎倒入，再蓋上一層土就好了，哪需要什麼高科技？山居生活簡單樸素，霽月風光不要錢，這才是環保的真諦。

為了善用陽台堵塞已久的花圃，我遠從高雄移植了阿公山上園裡的蓮花，又恐一灘死水引來蚊蠅，乾脆連同池裡的小魚和蝌蚪都一併帶回，讓它們重新共存共生。當春天來的時候，我看得到前後院的生氣盎然，每天晚上睡覺的時候，我聽到遠山樹濤，我感覺到人生真的美好。

自忖年已不惑，算算人生餘命已然不多，何必虛擲於日以繼夜的工作？所以持盈保泰，氣定神閒的居家生活，就是現階段必須實行的目標，又何必邀之皓首？於是我試著盤算，以現在的待遇，工作一天零用已夠，所以一個月只要辛苦十天就好了，其餘時間則歸我逍遙，常人一生庸碌操煩，我想我沒有這麼苦命，我要過我想過的生活。

2002-02-18

50、重症醫療，捨我其誰？

重症醫學會成立至今已兩年，其成員以心臟科和小兒科醫師居多，外科醫師最少，沒有專司重症的醫師；根據民國89年衛生署的報告，事故傷害已躍居全國十大死亡原因之第三名，然而醫界今仍無重症醫學科；雖然很多醫學中心已有專科醫師駐診加護病房和急診，但對於重症之處理，依舊是一籌莫展，何也？

有一位年輕男子，因故與人鬥毆，被人在頸部砍了一刀，傷及頸動脈，頓時血噴四濺，送來急診時已呈現休克狀態。急診醫護人員很快的為他處理傷口，壓迫止血，打上點滴，簽收住院，準備緊急手術，然而問題來了，頸部外傷合併動脈破裂，這是屬於哪一科的範圍呢？要找哪一科的醫師負責呢？

急診醫師先是找心臟外科醫師時被婉拒，先說正在手術中，後來則建議找整形外科。於是通知了整形外科醫師，整形外科醫師以「非我能力可及」拒絕。於是再找胸腔外科，不成；再找一般外科，仍不成，只見急診醫師拿著電話與各科醫師對罵，互推責任，結果病患留置急診多時，血流成河，只好在急診先結紮頸動脈，幾天以後病患發生腦缺血與半身不遂，終而死亡。

我最近也有類似的病例，一位90高齡老先生在家滑倒，以致髖骨骨折，家屬以其年老而拒絕手術，放任他臥床在家療養，一個月後併發褥瘡，之後感染以致敗血症。

當病患被家人送來醫院急診時，發高燒，神智不清，已有敗血性休克的徵象，內科醫師想把他轉給感染科收入院，但體檢時發現臀部有深可見骨的褥瘡，所以照會外科，想請整形外科收入院，整形外科醫師則推說他必然有內科問題要先處理而拒收；而後愛克斯光發現髖骨骨折，所以再照會骨科，骨科醫師以病患拒絕手術而拒收此病患，於是病患卡在急診，周旋於各科之間不上不下。

身為急診醫師的我只有苦笑搖頭，對這樣的情況見慣不怪，沒想到這個時候收受病患入院竟然好比是恩典，只恨急診沒有控床的權利，我並非責怪各科醫師沒有擔當，「非我能力可及」的確也是實情，這樣全身都是病，包括各種器官皆罹患重病的病患，的確非一般傳統的專科醫師能夠處理，更別說現今健保審核嚴苛，而且病患動輒訴訟抗爭，少做少錯，明哲保身，已是醫界共同的語言。

如是我想，若有重症科的存在就可迎刃而解了，唯有由急診、開刀、加護病房、一般病房與門診整個串連起來，舉凡重症、重傷、多發性外傷、多器官衰竭等等危殆病患，都由重症醫師統籌，協調各專科醫師的共同合作，才能提供傷患及時、完整而正確有效的醫療。

尤其是經過最近種種天災人禍的刺激，更加深社會大眾對於重大傷病急救之期待，為了追求更加安全健康的生活環境，不僅僅是醫護人員的責任，這是全民都應參與督促，都應享有得生存權利。

由於各醫院至今未成立重症科，以致急診在處理重傷，多發性外傷或多器官衰竭等等重大病患時，無論是能力和效率上，事倍功半，狀況百出，平時如此，遑論戰時？比如說，在急診常見須緊急手術的病患，往往因缺乏加護病房，或沒有外傷處理經驗的醫師值班，病人必須四處求救或轉院，造成病情之延誤和糾紛。遇到重症病患如敗血性休克或多發性外傷，病情危險而健保給付微薄，對醫師來說，擺明了是燙手山芋，偏偏傷患的問題跨越許多科別，也造成各科之間推來推去，無人願意接手照顧的窘境，使急診醫師夾在中間不上不下，備感為難，如果有重症科的訓練和編制，這些問題就可迎刃而解，也就可以讓這些重症病患得到即時的救助和良好的照顧。

過去的三十年，醫學界為了追求專精和績效，成立各式各樣的專科醫師，各司其職，但分科過細過早以致年輕醫師有的連最基本的處理都不會，動不動就要照會要轉診，造成醫療資源之浪費和爭功諉過；

而今遇到天災人禍，當各科不再完備，設備不再周全時，捉襟見肘的窘態立現。至於橫跨數科的多發性外傷或多器官衰竭發生時，各專科醫師如果還只是各自抱持本位主義，而無一人出面擔當統籌之職，病患還有痊癒的希望嗎？

該是成立重症醫學科的時候了，只是「安得猛士兮守四方？」微斯人，吾誰與歸？

2001-10-11

51、啊！親愛的電腦

啊！親愛的電腦，請相信我對你的愛，永世不移。

早在我遇到我老婆以前，我們就在一起了，有誰能比你更忠誠？有誰能比我更專一？為了剖心示誠，我從不玩什麼遊戲，也拒絕外面五光十色的軟體，因為不拈花惹草，所以也從未感染什麼病毒，我們不但乾淨，乾乾淨淨。

我只用你來寫文章，打論文，在別人以為這是很枯燥很無聊的事，哪裡曉得我們倆日夜相對，書中自有黃金屋，書中自有顏如玉，相知相惜的溫馨無限。

我曾經幻想，憑藉你偉大的力量，把上一代尸位素餐的老番癲淘汰，讓他們瞠目結舌，遠遠落後，永遠也趕不上，沒錯！他們在學識上是節節敗退，遠遠的落後，可是他們緊緊的佔住毛坑不拉屎，卻擁有欺下瞞上，逢迎拍馬的一流功夫，依舊是官運亨通，逍遙任我行，我只有抱著你，暗自飲泣，可我從未怪你，這不是你的錯，我愛你依舊。

可是現在，八年後，每個人看到你露出鄙夷的表情，都同情的對我說：「該換了。」有些尖酸刻薄的人竟毫不留情的批評你，說你像「坦克」像個「卡車」，還有的說你像是博物館裡的古生物……。

甚至今天教材室的人來電說，我給他們的磁碟片他們打不開，可能是舊版的，早就停產淘汰了……，我也想起最近上網總是失敗，要不就是當機，要不就是搞得超久的，連去上了廁所回來，竟然還在等等等……。

於是我不禁動了換新的歹念……。

啊！親愛的電腦，我並非是用情不專，實在是外頭誘惑太多了。別怪我對你不忠，實在要怪廠商的不肖，動不動就推陳出新，讓老頭子變得不上不下很難用。更要怪那些閒言閒語的三姑六婆，看不得別人白頭偕老。

我時時懷念你的好，捨不得把你丟掉，一方面，因為你是我當年標了一條會，苦了兩年才買下來的，一方面，也是念在你多年來之緊密相隨的感情，感謝你讓我寫了好多論文，得以升等，得到稿費，得到虛榮。你！既有功勞，也有苦勞，這是絕對不容否認的事實。

我希望你能瞭解我衷心的感謝。

2001-09-20
中國時報

52、焚而不燬說急診

大學畢業後將近二十年，他終於升任當科主管，可說是功成名就，趁著年假北上遊玩，逛呀逛的不知怎的就逛到了醫院（可能多少是職業習慣吧！），在繁忙的急診裡遇到忙得焦頭爛額的我。

「要我幫忙嗎？」見面第一句話竟然是如此！

我揮揮手連說不必不必，他識趣的閃出急診，我連目送的時間都沒有，手上不停的忙著。

好一會兒，總算大致底定，住院的住院，出院的出院，各有所歸，我鬆了一口氣，抬頭一看，他已在旁恭候多時，臉上帶著憐憫的微笑。

「多年不見，沒想到你會走急診。」他說了。

我搖搖頭，尷尬的苦笑道：「混口飯吃吧！」

「完整的學經歷，志大才疏，奈何困居若此？」他歪著頭問道。

我聽了真刺耳，用手肘頂了回去：「雖小道，亦有可觀焉，只是稍微辛苦了點……。」

的確，一個月上17個班，每次連上12個小時，其中還包括7個夜班，加上三天學校兼課16堂，救護技術員課程一天，義診兩天，學會4天，整個月只有兩天是空檔，頗感吃力。

長久以來，急診有如大家庭裡的老二，既不像老大（如內外科）般的受器重，也不如老么（如皮膚科）般的受寵愛，總是穿老大穿過的用老么玩剩的，我每次看到急診裡陳設的「堪用品」就一肚子氣。

拜健保局之賜，再加上邇來接踵不斷的天災人禍，讓急診終於有露臉的機會，也讓醫院的大家長體認到，老二不只是爭氣，而且還蠻孝順能回饋的，我一直認為，其實急診可以做得更好，端視有心與否。

比如改進急診的工作環境，讓其中的規劃更加的人性化，不只為病患及其家屬考量，也要為急診醫護人員設想；改進科內學術活動，深入而淺出，聯合科際交流，以實用為主；改善急診科醫師的工作內容，讓各階層職有所司，隨著年資之提升，其工作之層次也依序提高，促其自我挑戰，增加工作之樂趣；排班以8小時為宜，避免連班以致與社會脫節，甚而發生過勞死的慘劇。

在業務上要求專業，因此檢傷分級之確實執行，讓真正需急救的病患得到及時的救助。資深醫師處理第1和第2級，資淺醫師負責3級，所有病人由主治醫師全權負責，統合護理與醫療，成為有效率的急救團隊。

為了防堵醫療糾紛之氾濫，須要在臨床上更加專注和耐心，謹言慎行以防伺機挑剔；警衛保全和醫療糾紛律師等等之配備不能省，其他如感染預防，糾紛排解以及輻射安全等等，都應有萬全的規劃和監督，讓醫療人員和病患及家屬能有一個安心看病治病的環境。

值今百業蕭條的不景氣年代，中年轉業大不吉，正是韜光養晦，思索未來之最好時機，培養第二專長，提升專業修養，終身學習，不斷進步，由臨床、研究、教學或行政等等多方面來發展，以提高自我身價，增進自我機能，等待黎明，不僅僅是急診從業人員如此，各行各業不也是這樣嗎？

2001-08-16

53、職場教養

一個人從小接受家庭教育，五歲入幼稚園，七歲開始接受九年義務國民教育，到十五歲入高中三年，其後是大學教育，甚至有人繼續深造，取得碩士乃至於博士的頭銜，再投入職場工作，在學識上是這樣循序漸進，只是在人格上是否也是亦步亦趨，隨著年紀之增長而得提昇呢？

根據一份雜誌的調查，有六成的醫科學生認為周遭沒有足以成為典範的師長，缺乏人文素養，可見醫學院的人格教育之不足，待畢業後進入醫院這樣的小社會，爾虞我詐，派系林立，要得到好的職場教養就更難了。

從醫學院畢業後進二十年，耳聽目睹，醫界前輩留下的惡行惡狀真是罄竹難書，拿紅包收回饋時有所聞已不稀奇，性騷擾鬧緋聞也是茶餘飯後的談片而已，最讓人受不了的是人身攻擊。

在實習醫師時代，因為趕不及進開刀房，而被前輩醫師體罰，威脅要退回重修等等，讓人敢怒而不敢言，於是有人在醫院的電梯裡的不鏽鋼牆上，以利刃刻上「本院十大惡人」，當時傳為笑談，一晃眼快二十年了，當初被點名批判的十大惡人，甚而也已退休的了，撫今追昔，我常常警惕自己別走火入魔，免

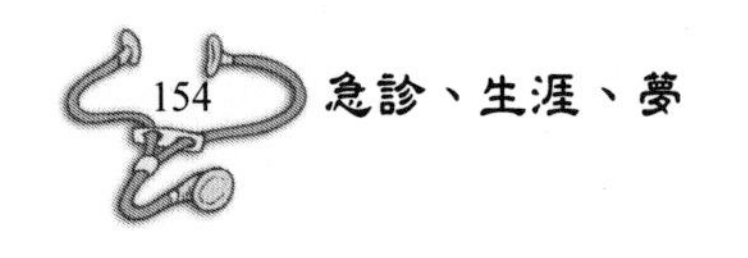

的讓後生晚輩記恨一輩子而不自知。

同樣的情形也發生在護士身上，因為不滿上級的督導而怠工罷工，甚而變本加厲的搞破壞者大有人在，多年來更衣室裡盜竊事件不斷，若非內賊之順手牽羊，何以致之？有的護士年紀輕輕，已懂得援交技倆，勾引醫師為後盾，有恃無恐，進而狐假虎威發號司令，查房時只見她與院長勾肩搭背，有說有笑，我這個總醫師站在一邊抱著病歷，直比個太監還不如。

在這樣的環境裡工作，上樑不正下樑歪，談何職場教養？也難怪上行下效，搞得全院烏煙瘴氣，分崩離析；霍肯在《生活中的創業靈感》一書中寫道：「如果你不能從事業上得到樂趣，你會懷疑自己為什麼踏入這一行。」難怪很多同仁選擇義無反顧的離開。

據聞多年以前台大的傅前校長與建中的賀前校長都為了學生四處尋訪名師，並親自後座旁聽，其為莘莘學子教育盡心盡力如此；而今各大企業也費盡心思，或挖角或留任賢才，以求事業之永續經營，比如經濟部長林信義，前中鋼董事長王鍾渝，中油董事長陳朝威等人均一時之選。反觀現今學校林立，師資不齊，加上學風敗壞，人謀不臧，談何教養？學校如此，醫院就更差了。

凡俗的人，需要宗教來引領；年輕學子，期待醫界之人師，若現實環境欠缺，別忘了「典範在夙昔」，坊間很多科普教育書籍，介紹古今良醫賢德的事蹟可供瞻仰，除此以外，我認為最重要的是在於「自省」，以此當作學校教育後，終身學習的基準，才能彌補如今職場教養欠缺的窘態。

2001-09-13

54、醫生可以生病嗎？

從前工作的醫院以經營績效著稱，醫護人員莫不戰戰兢兢，戮力打拼，都以不進步不拼命為恥，廢寢忘食，不知老之將至，即使生病也絕不請假者大有人在。我的好友陳醫生重感冒發高燒數日，寧死不退，打著點滴繼續看診和查房，真是令人感佩！只是病患不甚感動，有位病患見了還半開玩笑的說：「欸！醫生也會生病呦！」其他病患則是擔心會被醫生傳染……。

有一次輪到我掛病號住院時，前主任（人稱禿鷹）很不高興的要我先找到人代班再入院治療，當時心想，這是什麼專制獨裁冷血暴政啊！竟然苛薄如此？不久契約到期後我就「塞呦那啦」再見了。

現在從事的急診，因為工作壓力大而且工作環境欠佳，造成急診從業人員耗損率極高，中部某大醫院還曾傳出急診醫護人員集體感染肺結核情事，真是令人想到就不寒而慄。不僅如此，尋常的一場流行性感冒下來，應聲倒地者有之，池魚遭殃者不少，偏偏急診又是經常性的缺人手，一個蘿蔔一個坑，有人生病一定得找人遞補，連鎖反應之下，搞得大家都得加班超時，一片混亂，累得人仰馬翻。

前幾天，個人突然大悟徹悟，覺今日是而昨非，寫出「何必燒盡」之大作，邀同仁共覽指教，大意是闡述人生苦短而醫生尤其夭壽，原因在於過勞逞能，理應回歸勞動基準法，疼惜自己善待家人云云，孰知遭遇科內有志之士激烈批判，咸認為「視病猶親，寧願燒盡」才是良醫本色，「何必燒盡」之文一出，觸怒醫界神主牌，可謂大逆不道。

不意近幾天寒流襲來，科內同仁紛紛累倒，哀鴻遍野，傷風感冒不說，甚而有氣喘、蜂窩組織炎、高血壓、眼疾入院者，加上前不久發生的胃出血，腦中風等等重大傷病，令人不禁悲嘆：「木亦如此，人何以堪？」遙想生病的同仁躺在病房裡哀聲嘆氣之餘，重讀個人舊作，可說是百感交集，夫復何言吧！

話說在大有為政府努力革新保健，「只准成功，不許失敗」的決心下，而有種種新措施之推行，由各式各樣的刻刪到無所不用其極的規定，乃至於今之所謂「八四工時」和「合理門診量」之推出，只不知在合理門診量之後，是否也有「合理門診量」的配套措施？有沒有「合法工時」或「合情待遇」的可能？還是讓醫界先行優勝劣敗一番之後，再由總統來順應民情，道歉調整？

國父孫中山先生曾言：「心理建設是一切社會建設的基礎。」所以我們特別拜託院牧部每週來做晨耕，挽救急診淪喪的人心；我也從自身反省改造，從前上班時我常看聖經，最近我改看「老子」，我並非變得那麼消極，我是想活和我老子般的久一點，「愛人更愛己，賣力不賣命」。

2000-12-31

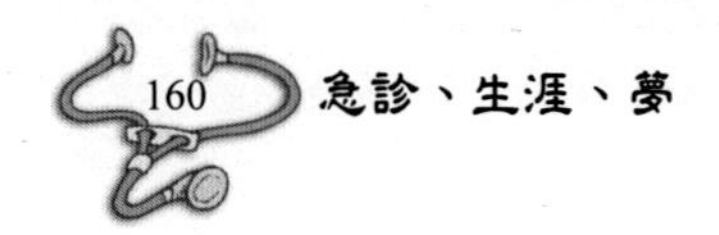

55、醫生募款難上難

「電子新貴回饋母校，認捐上億元。」像這樣的新聞上報已不稀奇，在最近幾年企業之捐款興學，已成為國內各大學之重要財源，有的大學甚而主辦募款餐會，積極的爭取校友的財力支援，而基於「飲水思源」的感恩心理，通常都大有斬獲。

即使改朝換代，國勢陵夷之今日，民生凋敝，生計困難，但是電子新貴和企業金主毫不手軟，依舊捐款不絕，真是可敬可佩！尤其捐款興學可以名垂不朽，又積陰德又可抵稅，真是一舉數得。想想，讓大學裡有一棟以己命名的大樓，這是何等光榮的事，真是光宗耀祖，萬古流芳。

只是同樣的募款餐會，發生在醫學院（已改名醫學大學，似乎並未增添光彩）裡，就顯得可憐兮兮了，記得有一次校友大會裡，各大醫學中心裡有頭有臉的校友都到了，在外面開業成功起高樓開名車的校友也應邀蒞臨，可謂冠蓋雲集，紫氣沖天，熱鬧非凡，只是到了募款時刻，大家你推我我推你的謙讓不已。

有位開業學長被硬拱了上去，認捐一百萬元，只見他面紅耳赤，一副心不甘情不願的樣子；接下來是各大醫學中心裡功成名就的大教授們，然後是各科的

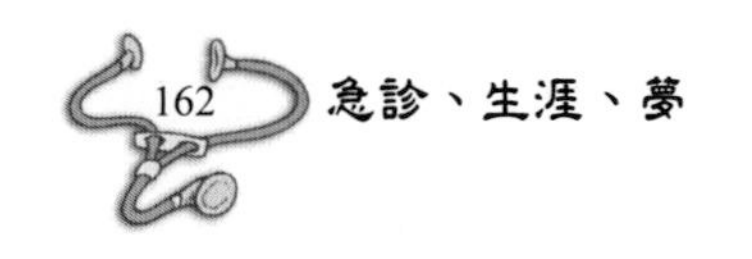

主任和主治醫師們，一個個被點名上台認捐，有點像虎克船長的海盜船上被逼上船尾餵鯊魚的人質一樣。我看見我們主任灰頭土臉的走出來，兀自發抖，只因被迫認捐上萬元，真是痛不欲生狀，直呼：「錢錢錢，錢從哪裡來？」和企業主之一擲上億元，簡直不可同日而語。

猶記上次畢業同學會，聚餐後仍有餘款，我自作主張的捐給母校，又怕被官僚上下其手，所以召來醫科同學會，買了個電腦設備相贈，只是此舉後來仍被老同學罵得狗血淋頭，咸認為回饋母校是笑話，毫無意義。有位老同學很不客氣的說：「就好像湯姆歷險記裡頭哈克的酒鬼老爹一樣，捐再多也不夠他荒唐，還不如捐給慈濟功德會……。」我只有唯唯應諾，下次再也不敢了。

為什麼醫學院的畢業生如此看輕母校？為什麼醫生捐款如此小氣？是因為醫學院辦學不力，未能德被學子？還是素來貪污腐化，公信力不夠？這真是很值得好好研究的問題，只是眾所周知，醫學院裡不興研究已久，而董事會之內訌多年仍無結果，冰凍三尺，非一日之寒，能怪誰呢？

講到醫生小氣，個人倒頗為抱屈，須知醫生看病和企業主賺錢不同，工廠之自動化機器24小時運轉，鈔票隨著產品源源而來，企業主打拼幾年，就可以坐在豪華大辦公室裡發號司令，反觀醫生看病從小看到老，仍須一對一的一個病人一個病人的看，守著小小的診間好像做手工一樣的按件計酬，而現今健保嚴苛病患精明，劾刪評鑑加索賠呆帳排山倒海而來，算算醫生賺錢委實不易，而今行醫圖溫飽可，賺大錢難，還是量入為出，省吃儉用為要，小捐幾元已是心痛萬分，怎能像企業主那樣揮霍？

除去額度不談，至於捐款的熱度如何？據統計，南部某醫學院校友捐款竟達百分之八十三，打敗所有文史理工醫農甚至宗教大學，蔚為奇觀美談，是南部人比較慷慨？還是南部錢比較好賺？我真不明白，但至少證明讀醫的也許賺錢辛苦，並非普遍小氣，而我素知「君子懷德，小人懷惠」的道理，古今同然。

2002-02-10

56、大醫院靠門面小醫院靠人面

猶記從前在大醫院實習時，常聽見上級醫師批評小醫院之處理不當，那時開業醫意味著學養不足以留任大醫院所致，連帶著社會大眾也受到影響，病無大小皆往大醫院送，造成大醫院人滿為患一床難求，而小醫院則奄奄一息門可羅雀。

在小醫院服務的醫師們有著一種共同的體認：沒什麼尊嚴。除了肇因於老板之唯利是圖外，令人難堪的是，病人總是主觀的認為，只有名醫才會待在大醫院裡，小醫院設備有限，醫師大概也是能力有限，才會淪落至此。

然而，隨著時代的演變，待在大醫院除了有論文研究的壓力外，臨床教學也是費時耗力而酬勞有限，大醫院的醫師和其他地方一樣要受到業績的壓力，當勞苦跟待遇不成比例時，就是糾紛與離異的起始了。

比如某企業王國設立一超級醫院，引入經營管理制度，醫護人員若有不服者輒予以資遣，毫不留情。其理論基礎在於病患近悅遠來，皆曰是要來看「某董仔」開的醫院，而非慕醫師之名，詢及來訪病患皆曰如此，也就難怪老板可以予取予求，肆無忌憚，不畏名醫求去之威脅。

某名醫自設一小型醫院，也引入同樣的管理制度施於旗下之醫護人員，嚴苛猶有過之，醫護人員若有不服者亦予資遣不留情。詢及其理論基礎何也？答曰：病患光臨本院大多慕院長之名而來，非關其他成員。試在院長門診時登門拜訪，果見門庭若市，而其他醫師門診則門可羅雀，洵不誣也。

所以說：大醫院靠門面小醫院靠人面，聰明的醫師們，在初出道時聲名未顯，宜委身大醫院修習養志，一旦羽翼豐成，宜外放開業，以申其志也。

是以對於近來這一波醫界大搬風，人心浮動議論紛紛，個人倒是抱著一種樂觀的想法，反正醫師再怎麼變，絕少改行，藉著執業場所的改變，使位居大醫院的醫療人才散播至各地，必然有助於地方醫療水準之提升，也有暢通大醫院人事的功能。

至於在病人這方面，「以貌取人，失之子羽。」同樣的道理，以醫院的門面來選擇就醫，常常大失所望。醫療之間信賴關係改善，除了有待這群由大醫院外放醫師的努力外，透過報章雜誌及電視媒體社會教育，也是很重要的，吾輩醫師之辛勤筆墨耕耘，不過是盡點心力罷了。

1996-7-18
民生報

57、外科醫學會外會

四月七日和八日，是一年一度的外科醫學會，是所有外科系，包括消化、內分泌、神經、泌尿、大腸、胸腔血管、小兒、整形、骨科、和外傷等十大科，受過外科訓練，領有外科專科醫師資格者共聚一堂，交換心得的大日子。

近十年來，經過勞保健保不合時宜的打壓刻刪，外科營收大減，再加上社會風氣敗壞，醫療糾紛頻仍，連帶的影響年輕一輩選科的意願，老成凋謝，後進乏人，使得外科每下愈況，學會也辦得有氣無力，令人唏噓不已。

猶憶及十多年前剛畢業時，要進外科仍需考試，科內生氣蓬勃，人才濟濟，研究讀書風氣極盛，每逢醫學會，有如大拜拜似的盛況感人，大家都殫精竭慮，發表論文，發言討論，十分熱鬧有趣，怎知幾年下來，落魄至此，非但出席意願低落，而且發表論文了無新意，乏善可陳，十分無趣。

倒是會場外老友相遇，互道寒喧聊天，反而成為參加學會的主要動機，所以有所謂外科醫學會外會；藉此開會時機，久未見面的老友相遇問好，格外感到親切。說天說地，除了打聽老友近況，也會透露各醫院內的小道消息。哪位主任被捉姦在床，哪位爛人終於下台革職，樹倒猢猻散，哪位醫師假公濟私，藉題發揮打壓部屬等等，各有千秋，相當有趣。

在談及未來時，均對外科抱持悲觀想法，有的去開診所，有的轉入急診或健保直銷，還有更多的人移民他去；留下來的，有的得過且過度小月，不求有功但求無過，有的兼差副業，士氣低沉若此。受過完整外科訓練的人才流離失所，最是令人痛心，枉費了多年的辛苦不說，虛擲光陰於簡單易得（收入較高）的單位，辜負一身練成的好刀法，也是社會大眾的損失。

由於錢少事繁，前景黯淡，外科變得乏人問津，招募住院醫師變成是毫無篩選，一律錄取，有的素質真差而且缺乏敬業精神，動輒以集體罷工離職要脅，予取予求，不願值急診不肯讀書交報告，抗拒上級指示，值班擅離職守，難以管理，做過總醫師的老友見面，談起從前楚囚對泣的慘狀，至今還是心有餘悸。

因為營收與其他科差太多，連帶地在醫院裡地位也受藐視，薪資多年未見調整，老闆冷嘲熱諷，令人敢怒而不敢言（敢言者都已被攆走），職位也岌岌不保，心情抑鬱可以想見，大教授也降格以求，為爭營收與年輕醫師搶刀爭病人，開一些給付高的新手術，要不就以少報多，在手術點數上動手腳，人性卑微如此，十分悲愴。

想想多開刀徒增勞累，所得無多，一不小心出了醫療糾紛，辛苦多年的積蓄與名聲泡湯不說，還要受到病患家屬的羞辱與騷擾，很不值得，還是少做少錯，苟全性命於亂世。回想我們當初懷抱對外科的興趣和理想，一頭栽入這個領域裡，辛苦了許多年，有的是懷才不遇，有的是遇人不淑，雖都已事過境遷，創傷猶在，而今雖學有所成，各自獨立，卻也是英雄無用武之地，沒想到落得這般光景，難怪有人要說，醫療行為受政策左右，而以外行的政客管理醫政所造成的禍害，將應證於醫療品質，使得全體無辜民眾成為直接的受害者。

1998-04-09
台北醫師公會會刊

58、生命的價值—誰說急診太貴？

幾年前在上海近郊發生火車出軌的意外，死傷數百人，其中包括幾十位參加見學旅行的日本學生；後來商議傷害賠償時，死亡的中國人賠償數百元而日本人則數百萬，兩者相差一萬倍，中國百姓無話可說，倒是日本人仍然嫌少，打了好幾年的官司。當時我仍在日本求學，不禁感嘆人命貴賤，因時地而有差別，專制暴亂的共產政權以民為草介，任意踐踏殘害視為理所當然，人民竟也習以為常，真是不可思議。

對於生命貴賤的差別看法，沒想到時值今日醫院的急診，也是隨時隨處可見。我們時常聽到病患抱怨急診療費昂貴難以負擔等等，也常見到有病人因為「沒時間等門診」，寧可多花點錢只要求快，所以來看急診，無論是因急症或因急事（不願等門診），都必須負擔比一般門診更高額的費用，而且必須遵從急診檢傷分類的程序，依病情之輕重來決定處理的先後，這是現代社會大眾也應體認和學習的地方。

現代的急診，有固定的班底，包括專科醫護人員、社工、社福、檢驗、警衛和行政，如同醫院內其他各科一樣形成一個單位，卻是24小時全年無休全天候運轉，甚至有成為獨立經營醫院的能力，才能真正發揮其急救診療的功能，和從前簡直是不可同日而語。這樣子的經營成本，是否有人曾細細算過？急診掛號費之提高，竟被人指責為「敲竹槓」，這是身為急診的從業人員無論如何也不能接受的。

何況醫學進步一日千里，今日之急診處置種種，也和從前大異其趣，今日之急診病患，千奇百怪而且挑剔精明，早非往昔可比擬，民眾要求日高，動輒醫療糾紛與暴力相向，愛滋病、性病及種種傳染病，在在威脅醫護人員的健康和安全，急診工作真是處處危機，無怪乎年輕醫師退避三舍，敬謝不敏，以致急診人力之青黃不接，窘狀畢露。

長久以來，一般民眾都知道急診只是實習醫師值班，由來已久，所以對醫院的急診都沒有信心，而今醫院決策任用主治醫師親值急診，正可以此重整醫院的形象，符合大眾在對急診之殷切期待，一位急診醫師的養成，以個人來說，七年的醫學院，五年的外國留學，四年的外科訓練與四年的臨床經驗，而今夙夜匪懈賣命工作，對病人來說，我認為應該是叫做「物超所值」才對，不然，有誰不服，歡迎加入急診的陣營，不只是醫護業務，即使是做義工也行，親自來急診體驗一下如何？

1997-06-13

台北醫師公會會刊

59、肝臟移植這條路

民國七十七年，以公費赴日留學，經由學長引薦，晉見大阪大學第二外科教授森武貞先生。森教授問道：「你從台灣不遠千里來日本，想學些什麼？」我直言無諱的回答說：「想從事肝臟移植外科。」於是進入生理研究室，師事門田先生，專攻肝臟生理及肝臟移植手術。

在忙碌中不知不覺地過了五年，自覺學無止境，成就有限，始知學問並非一蹴可成，留學及學位也只是學習的一個階段而已。所幸讀書已成習慣，研究也有個開端，所以取得學位後立即整裝返國。

由於日本法律嚴謹，不容許腦死狀態的肝臟移植，而等到心臟停止時，肝臟細胞也缺血壞死，無法使用。故至今日本肝臟移植受限重重，無法開展。民國八十年，我們採取一個變通的作法，在腦死的捐肝者身上，以血管攝影的技術，插管至門脈及下腔靜脈，一旦心臟停止，立即以保存液灌流取肝，希望在最短的時間內，取得健康的肝臟，也合乎法律的程序。

當時為了施行這樣的手術，全科總動員，並召回派赴關連醫院總計約五十人的醫師，分派工作，共襄盛舉。可惜剖腹取肝時見肝臟已成纖維化，不堪使用，加上受到檢察官的嚴重警告和律師公會的抗議，永遠禁止造次，終告失敗。

另一種變通的辦法是施行活體肝臟移植，也就是由病患的父母親提供其部分肝臟（切除左葉肝臟）來做移植，由於日本肝臟手術進步，在技術上不成問題，只是不太人道，備受歐美批評，這是日本肝臟移植現今的做法。

民國八十一年應邀赴瑞士參加膽汁酸會議，發表論文，順道北上往德國慕尼黑大學附設醫院參與肝臟移植過程。在歐洲已完成整合，有完善的組織和制度，其程序為前一天即由直昇機運來冷藏肝臟，拆封檢視，肝動脈、上下腔靜脈、門脈和總膽管均已修整完成，泡在UW溶液中，靜待新生。手術房並不寬敞，但簡潔不留雜物，人員配備各司其職，井然有序，早晨約八點半下刀，不到中午就完成了，從容不迫，游刃有餘，主任笑著對我說，不過就是換裝一台臟器而已，和例行的手術沒有兩樣。術後送入加護病房，第二天轉回普通病房隔離室。各個病房自成一單位，可以做即時血液檢驗，十分便利。對德國人的明快效率和嚴謹紀律，留下十分深刻的印象。

民國八十二年回國後，應邀到高雄長庚醫院共事，又做了幾次肝臟移植手術，後因故中輟轉職北醫。初到北醫時，新病房正啟用不久，吳主任興致沖沖的帶著大家參觀新開刀房，一號房很寬敞，可容兩個手術檯同時進行，「心臟手術，甚至肝臟移植都沒問題。」他信心十足的說，我則含笑不語。

國內器官捐贈風氣不開，又缺組織協調，各自為政，器官的棄捐率高達百分之九十，人事不濟，用心不專，所以始終停留在實驗階段，無法普及，這也是無可奈何的事。

我記得要回國時，恩師門田先生勉勵我說：「你能做好大白鼠的肝臟移植，就一定可以做人體的肝臟移植。」我聽了不禁莞爾。赤手空拳，處之中國社會，肝臟移植有如特技表演，遠離凡塵紛爭，悠遊實驗室，涉獵大小手術，讀書寫作，斯願足矣。「君子不器」，除了肝臟外科以外，我們還有更寬廣更遠的學術生涯可以開拓，可以發展。

1995

北醫

60、婚後的懊惱

病人是二十來歲的少婦，美麗白皙，氣質高貴非凡，是那種汎汎人群之中最搶眼的明星人物，當她回眸一笑，男人們個個精神抖擻，好像被她注意到了，而自己被她看到是無上的光彩似的，每個人的眼睛都停在她的身上，期待著她的使喚和差遣，人人都得強忍衝上前去的慾望，可惜是個躁鬱症患者。

在診療室裡，精神科醫師目不轉睛的盯著她，邊聽他的丈夫喃喃述說她的症狀，敷衍似的在病歷上鬼畫符，「結婚前看她還蠻好的，只是有點內向，沒想到生了小孩就變成這樣……。」我從一旁走過，聽到這句話，十分同情，想起很多夫妻到後來都有同樣的困擾，不無感慨。

許多遺傳性疾病，雖然經過千百年的自然淘汰，仍然我行我素，一代又一代的遺傳下去，為什麼呢？這就是基因狡猾的地方，它常以隱性帶因者，隔代顯現，不然就是拖到成年才發病，那時生米已成熟飯，病患大多結婚生子，將遺傳因子又傳了下去。

除了躁鬱症外，近視、糖尿病、痛風、高血脂症、紅斑性狼瘡、類風濕、亨丁頓舞蹈症等等乃至於惡性腫瘤如骨癌，白血病等常常要等到成年後才發病，不但造成病患本身的困擾，也連累了家庭生活，影響不可謂不大。

我於是想，現代人晚一點結婚，多交往看看，婚前做個遺傳諮詢，婚後小孩少生一點，可能是好的建議，可是音樂神童莫札特、文豪海明威、畫家梵谷乃至我國的知名作家三毛甚至詩仙李白等人，雖然英年早逝，卻也留下不朽名作，流傳千古，病痛對他們的創作是否有幫助不得而知，但他們生前神采奕奕，亮麗逼人，必然迷倒眾生無數，輕易的贏得異性青睞，得以傳宗接代，讓後世子孫也得到他們困擾一生一世的疾病。

人生要如何過，才會讓人覺得不虛此行呢？要做個疾病纏身的千古風流人物，還是隱居遁世的平民百姓？抑或是有更好的結局未可知，在接二連三的天災人禍之後的今天，看看舉世戰亂不斷，政經不安，危機四起，居此苟全性命圖個溫飽已屬不易，遑論其他？還是謹言慎行，好自規劃，明哲保身為妙。

2001-12-18

61、無名火

一位年輕人在外頭與人鬥毆，前來本院急診治療，開具驗傷證明後離開。幾天之後重回急診，正好遇到我上班，只見他很不客氣的把診斷書扔過來說：「這張爛證明不清不楚，要重寫！」

我原先以為這是我開的診斷書，唯恐有疏漏之處，仔細的審視一番。沒想到病患開始國罵，醫師是社會敗類，逃稅、收紅包、不當兵、死要錢等等如流水帳般的講個沒停。

我放下證明，抬頭盯著他，聆聽他對醫界的不滿和教訓，卻是敢怒不敢言，我很想叫他閉嘴，可是又恐有了回應，反而引來更多麻煩。於是我舉手叫停，對他說：「要開立診斷書請改掛門診，更何況這張也不是我開的……。」講完後我回頭就走，心裡一肚子的悶氣。

聽說這位病患在醫院各科掛號都被打了回票，直到傍晚全院門診都已結束了還是沒辦成，他所痛恨的醫院各單位終究讓他恨得有理罵個沒完，只是沒人理；他兀自滿口髒話的走來走去，後來被醫院警衛強行請了出去。

我一點也不覺得同情，醫病之間如此敵對原本就不應該，既然這樣的仇視醫師，毫無信任感，又何苦來求醫看病？既來之則安之，又何必扮著一張臭臉，一付敵對的態度？生病或受傷又不是我害的，醫學界的亂象黑洞也不是我個人的問題，我還不屑同流合污呢！我想起社會上也是存著一些莫名其妙的反社會人格的怪人，真是可悲！

邇來社會劇變，禮教衰敗，一般人都自以為是，很少敬畏反省，說到禮貌，往往嗤之以鼻，以為卑下，不然就是誤解禮貌就是送禮紅包，風俗敗壞至此，可見一斑。病人來到醫院求診，雖有病纏身值得同情，但也不必大呼小叫，更不可氣勢凌人，這裡又不是酒店，花錢做大爺？在醫院裡人人平等，只有病情輕重緩急之分而已。無理取鬧，雖不至於有殺身之禍，難免遭白眼伺候，醫護人員對這樣的病人都避之唯恐不及，還能要求什麼醫療品質？

再說國人素來迷信偏方，諱疾忌醫，即便入院治病，也是疑神暗鬼，唯恐受騙，稍不稱心就投訴，動輒抬棺抗議，連醫師也會為了些微小名小利你爭我奪，甚至為了健保給付走上街頭，而有些護士的表現活像有如晚娘般之凶悍潑辣，醫病糾紛，不勝枚舉，讓人看得眼花繚亂，其實都是自卑感作祟，以及互信不足所致。

因為醫病對立，抗爭時起，再加上黑白兩道橫征暴斂，讓許多醫師心灰意懶，不是移民他去，就是得過且過的混日子，失去往昔的衝勁和抱負，任憑蒼生自生自滅，我想起清末李鴻章對台灣嫌惡地批判島民卑賤，對照近來政客兇殘的嘴臉和病患敵對的態度，身為其中的一份子，我感到背脊一陣淒寒。

2001-11-01
民生報

62、急診醫師的養生之道

日諺有云：「醫者不攝生。」諷刺凡人說一套做一套，言行不一。其實在醫學界裡，或埋頭苦幹，或努力營生，全然不顧自身健康的醫生真是比比皆是；至於其中生活品質最差者，應首推外科系和急診的醫師，也因如此，有某醫學院傳說每年至少有一位外科名醫過勞死，難怪年輕學子紛紛求去，外科人才之青黃不接，其因可以想見。

根據本院急診問卷調查，絕大多數急診醫師的家居生活只是睡覺和看電視而已，散步是偶一為之，而運動或休閒則大部分答以極少，生活品質之差，令人詫異。也因如此，急診醫師大多不甚健康，年未四十已白髮蒼蒼，高血壓、痛風、肥胖、時常感冒及倦怠感者不乏其人，急診人才網羅不易，流動性高，想必也與此有關。

由於急診的24小時作業，工作繁忙而緊張，加上來自於病患及家屬的要求，不但有感染受傷的危險，尚有醫療糾紛的威脅，難怪一般年輕醫師都避之唯恐不及，而急診在職醫師大都沒有長居久安的打算，也常聽到同僚感嘆道：「這樣辛苦的生活，不知可以撐多久？」所以不穩定的生活型態和人事，造成急診發展受限，終究難以獨立成科，更遑論專科醫師之承認與養成。

在今年九月份，急診醫護人員專刊的《OnLine》第四頁，美國紐約州某醫學中心急診部主任，馬谷利醫師認為，對急診醫師來說，健康不僅僅是必要的，也是一種合情合理的權利，急診醫師捨身救人之餘，有時也要稍稍自私一點的注意自己的健康。至於如何紓解壓力，維持體力，則應視個人需要而定，並非一定要做運動，非要旅遊不可，全在乎個人喜好做調整，最基本的是要有「時間」，這也是目前急診醫師最迫切需要的，屬於自己的時間。

看完這一篇文章後恍然大悟，瞭解何以每次科內辦的高爾夫球敘及郊遊等等活動，都是反應冷淡，沒人參加，急診醫師珍貴的休閒時間，不一定非運動旅遊不可，有屬於自己的時間才是最可貴的，其次才會來考量其內容與品質。

可是以目前急診人手不足的情況下，每月上班時數達兩百小時以上，幾乎為一般醫師的兩倍，超時工作，普遍存在於國內各家醫院的難題，至今仍無法解決。從前諸葛亮鞠躬盡瘁，一飯三吐脯，司馬儀笑他說：「食少而事繁，豈能久乎哉？」同樣的，現今急診醫師超時超量工作，終究非長遠之計。

因此，急診之值班、輪休、待遇及安全保障，需要做一全盤之規劃和調整，使老有所終、壯有所用、幼有所長，才能做久做長，成為一個充滿挑戰也值得打拼的園地。前急診醫學會理事長胡勝川先生也說，醫師之壽命原本不長，而急診醫師之壽命尤其短暫。從事急診的醫護人員有此憬悟，為了走更長更遠的路，應更加珍惜自己的生命和健康才對。

1996-10-26
民生報

63、傷逝

他猝死的訃文登在報紙上的角落裡，很多人發現，興致沖沖的傳播這個消息，絲毫沒有悲傷的氣氛，反而有一種幸災樂禍的味道，何以致此？可說是因果相循吧！

他在院時，人稱「暴君」，或稱「地下院長」，表示他雖然無院長之名，而有院長的派頭，開會時他總是遲到早退，隨意發表意見批判他人；查房時他趾高氣揚，一面教訓年輕醫師，一面卻與小護士調情，但是病患對他倒是必恭必敬，老實說，開刀他還開得不錯，又是三朝元老，連院長都是他的學弟，還有誰敢對他如何？只是敢怒不敢言而已。

病患和護士察言觀色，有樣學樣，對年輕醫師也很不客氣，使來喚去的，稍不如意，即行告狀，每每得逞，讓年輕醫師飽受羞辱，很多人懷恨多年，信誓旦旦要挾怨報復，所以科內氣氛低迷緊張，人心不安。

他拿不拿紅包呢？這個凡俗大眾所關心的課題，其實對我個人而言，只要病患能安好出院，哪管得那麼多，而且就算他拿紅包，有誰能耐他何？比較可怕的是他有一個很不好的習慣，喜歡推諉塞責，讓下面的人背黑鍋，尤其是可能有醫療糾紛的病例。

有一次在做了一個直腸癌手術後，病患情況惡化，轉入加護病房，查房時他特別指示要我用手去探一下肛門內的縫合處是否完好，當我正想奉命行事時，無意間瞄到他狡猾地向小護士使眼色，頓時恍然大悟，連忙推說不敢不敢，敷衍過去。病患後來因縫合處裂開併發敗血症死亡，我終究沒上他的當。

忍了又忍很多年後，他終於退休了，大家都舒了一口氣，樹倒猢猻散，當年他下面一般狐假虎威的小人都相當識相地各自散去，還給大家一個希望、快樂的未來。

他原本有這個機會光榮退休，嘉惠後進，然後含飴弄孫，過一個富足安樂的晚年，可惜他沒有。退休後，並未遵守院方的規定 — 不得在醫院附近開業，他就是硬生生的在對街開了家診所，臨退休前的幾個月已開始籌備，而且把病人一個個的轉介過去，連病歷也整本影印帶走。

他開業時風風光光，可謂是冠蓋雲集，地方仕紳和藥商送來的花圈喜幛連綿整條街，人潮洶湧，好不熱鬧；遇到醫院故舊時，他總是得意吹噓說，每天看診人次高達三四百人，手術一檯又一檯的開不完，預約已至六個月以後，收入比從前連跳好幾倍：「早知如此就該早早出來開業才對！」他似乎對每個人都這樣說。

可惜他賺不了多久，賺了也花不到了，君子懷德小人懷惠，位高權重的長者，未能德惠眾生，讓後人追思感念，實在是枉費！老實說，喪失這麼個可以給後進戒慎警惕的活教材，讓我反而有一種兔死狐悲的感覺呢！

64、忘年會裡想望年

一年一度的忘年會裡，遇到多位舊日同事，相談甚歡，遙想當年共創急診，同在急診打拼近十年之久，歷經「力拔山河斷臂事件」、「梅林婚紗大火」、「921大地震」、「創傷小組啟動事件」、「SARS風波」，很有同甘共苦的革命情感，後來卻陸陸續續都離散了，為什麼離開呢？說來話長，一時之間也講不清楚，有的出去升官、有的出去賺錢、有的是跟某人不合、有的只是想換換環境，總之，要走的有千百種理由，要留下來的也是如此，真所謂：

想留下的，趕都趕不走；想不留的，留也留不住。

轉眼間，十年過去了，當年青春年少，志大才疏的急診先鋒，而今也小腹便便、滿頭花白，未老而先衰了，哀哉廉頗老矣，尚能飯否？還需要像從前那樣，以一當十、日夜打拼嗎？錢要賺到何時才夠？病人永遠看不完，人生豈是這樣過的？醫院急診豈是這樣經營的？胡里糊塗地過了半生，覺昨日非而今是，進、退、轉、折，急診醫師的生涯規劃，實需要好好地檢討。

通宵熬夜何時了，急診知多少？
小兒昨夜又傷風，故舊不堪回首病床中。
倒陽欲泣今何在，不只朱顏改。
問君能有幾多油，恰似醫匠混水向東流。

因緣際會，得以接任急診主任，我常自嘲過去是人在屋簷下的佃農，如今三七五減租，分到一塊旱地成為自耕農，只是因應全球化，還是又苦又窮。初時也是求好心切，積極任事，沒多久就引來抗爭，甚至鬧到院長那裡，原來強龍不壓地頭蛇，只好放手，得以暫時息事寧人，然而在衝突中，也能得以辨別敵友，可謂有得也有失，我很幸運地得到內、外科醫師的全力支持，甚至有人明說了，急診若倒了，大家還不是要像從前那樣輪流下來值班？更何況大家都是老同事了，所以要盡量幫忙急診，我聽了就放心了，急診倒不了，只是一時之間也搞不好，建立急診文化，仍需時間，就如同跑馬拉松時，若一開始就全速衝刺，終不能長久，只有緩步前進，才能到達終點。

年年難過年年過，事事難做事事做；
人人難搞人人搞，處處難找處處找。

我希望能在急診做到退休，同仁們皆如此盼望，所以無為而治、緊事緩辦，融入現今的環境裡，回復小醫院大醫生的生活，開始郊遊、畫畫、寫作、看電影，不亦快哉！沒想到吧！急診醫師的生活也能如此從容，這不是游手好閒，這是回歸正常！這是能捨始有得！急診醫師很容易忙過頭，而疏忽自己和家庭，並和社會脫節，這是很不公平的，要想辦法補救，最重要的事要從心理層面來扭轉，工作忙的時候找人來幫忙，下班後不要在掛念醫院，人人都有各自的生活，這是我們大家的急診，禍福與共，甘苦共嚐，大家要一起來承擔，如今的急診。

世事紛亂人迷惘，末代冬日冷；
戀念往昔幸有你，感恩盼來年。

歲末年初，千頭萬緒，不急也不徐，因自我要求所以不徐，環境掣肘非我所能所以不急，在輕、重、緩、急之間，我試著平常以對，悠遊從容，收放自如，我非常喜歡牆上的一幅字……「用行舍藏」，蘊藏許多哲理，正合如今情境，所以說：

忘年會裡想望年，望年會裡思忘年。

2004-12-18
台北醫師公會會刊

65、小刀、菜刀、手術刀

每逢年關將近，閤家團員時節，總是會在急診見到小媳婦切菜切到手指頭的意外，讓原本歡樂的年夜飯頓時大煞風景不說，也讓小丈夫心疼，而公婆變臉，出醜到家、尷尬萬分，這真是現代版的「醜媳婦見公婆」。

古人說：「君子遠庖廚。」影響深遠，讓一般人誤認為讀書至上，而藐視家務，以致很多女性結婚時甚至不會煮飯，還能毫不心虛地出嫁，真是勇氣十足！下廚房笨手笨腳的，平時還能勉強應付，到了年節大菜上桌時，就顯得左支右絀的狼狽不堪了。

猶記初入外科之門，所有大小手術都須幫忙拉鉤見習，如此兩年後才有動手的機會，剛開始還都得前輩帶著一步一步地學習。我至今還感念，前輩醫師握著我的手，像學寫毛筆字似的，以手術刀一氣呵成的劃開病患的肚子，每一針都下得確實，每一線都綁得緊緊的，如此日以繼夜的訓練五年，才得以甄試專科醫師資格。

其實廚房料理的功夫也是如此，切菜、切肉、剁碎肉，各有不同的大小菜刀不得混用；片肉時得讓肉品解凍仍未軟時弓起手指抵住刀側，一刀一刀地來切；菜刀使用過後立即清洗晾乾，不可浸泡水中以防傷手；閒雜人等及小孩禁入廚房等等，這些都是先父當年循循善誘的家學傳承。

當小媳婦的手傷縫好出院時，除了給予衛教如兩天後來門診換藥、三天之內不可碰水、一週後拆線等等，我其實很想教她的是，回去向媽媽重修廚房料理的功夫，只是想到最近幾年來，女性沙文主義風起雲湧，與男性爭鋒不讓，到了嘴邊的好意，還是硬生生的吞了回去。

如果每家的為人父母，在子女成長時期，也能一步一腳印地教導家務，讓他們自小習於灑掃應對，削鉛筆時不會傷手，切豬肉時不會溜手，等他們長大成家出嫁時，自然可以獨當一面，就好像是外科專科醫師的完整訓練一樣，有著紮實的基礎，才不至於在緊要關頭時出醜。

2004-01-04
聯合報

66、不給糖，就搗蛋

病患主訴在浴室跌倒，撞及右肩，痛苦萬分，由家屬陪伴送來急診，檢查發現右肩完全不能動，一碰即大喊疼痛，要求搶救止痛。

起初以為是肩關節脫臼，所以先用三角巾固定，照愛克斯光來確認，但病患痛不欲生，倒地不起，強烈要求先止痛。

於是我吩咐護士先打一針止痛，但病患稱對所有的止痛藥皆過敏，「唯獨嗎啡例外。」遲疑間，病患已痛得大哭、滿地翻滾，和小孩子一樣的哭鬧不休。「有這麼痛嗎？」我越發的疑惑起來。

此時診間有其他病患及家屬看不下去，出來打抱不平：「你這個醫師怎麼如此殘忍，放任病患痛成這樣，有沒有醫德？」罵得聲嘶力竭，讓我幾乎無地自容，甚至連一旁的護士都看不下去，自告奮勇的開保險箱取出嗎啡，就待一針打下，我越發的懷疑，招手遏止。

我不慌不忙召喚警衛，支走打抱不平者，只見他邊走邊罵，義憤填膺，罵聲連連，當我是畜生庸醫似的。我含垢忍辱，硬著頭皮，急召骨科醫師前來會診。

骨科醫師見到病患如此痛苦，二話不說立即施打嗎啡一針，護士早已準備萬全，病患的疼痛立即解除。

只見他噗哧一笑，由病床一躍而下，長揚而去，連批價、取藥、繳費都免了。

原來是遇到了煙毒犯！

骨科醫師愣在一邊，診間氣氛尷尬異常，「真是藥到病除，神醫！」一旁的護士忍唆不止，打破僵局。

我白了她一眼，說道：「哪是什麼神醫，真是見鬼了。」回頭對骨科醫師吩咐，麻醉藥品管制單上，記得簽名蓋章，自己負責吧！

每年十月底的萬聖節，可以見到小朋友扮神弄鬼，挨家挨戶的敲門討糖吃，「不給糖，就搗蛋。」煞是可愛；可是換到急診的現實場面，不經時總有一些無理取鬧的病患，要打針、要住院，鬼哭神號猶有過之，死纏活賴更加高明，讓醫護人員防不勝防，頭痛不已，很多人不得不屈就時勢，往往只有息事寧人，自認倒楣而已，急診原是個牛鬼蛇神出沒的地方。

2003-11-14
聯合報

67、只要有我在

難得放假一天，我被小孩逮住，陪他們玩鬼抓人的遊戲，兒子躲到隔鄰的花圃旁，被我發現了，我看著他飛快的跑過草坪，卻噗通一聲的跌倒，跳著起來亂抓，向我衝過來，嘶喊道：「蜜蜂！蜜蜂！」

我一把抱起兒子，衝回家關上門，脫下衣服，看到背上和屁股有十幾個紅腫傷口，用刮鬍刀刮下蜜蜂尾刺倒鉤，用優碘藥水消毒，再塗抹止癢藥膏，並讓他服用家裡剩下的抗組織胺藥水和止痛藥水。

接著換好衣服，出門開車下山，途經北投國軍醫院急診，我們衝了進去求診，只見護士們面面相覷說：「我們只看精神病。」我聽了差點發瘋，兒子則苦喪著臉道：「我死定了。」我們重返上車，一路狂飆，向從前待過的急診奔馳而去。

一進急診，連招呼都來不及打，即指揮醫護人員先打抗組織胺劑，消毒傷口，再敷上氨水，接著請老同事開立抗生素止痛和止癢藥水，讓小孩休息，也許是抗組織胺的作用，只見他昏昏睡著，大約兩個小時才悠然而醒。

我想到在往急診的路上橫衝直撞時，兒子喃喃自語道：「我死定了。」讓我感到又心疼又好笑，我想說的是，就如同我常向醫護同仁與病患說的那樣，只要有我在，你不會有事的。

為了預防蜂螫造成過敏性休克，從此在家裡得準備著氨水、阿托平、強心劑和抗組織胺劑，當然尋常的刮除蜂刺的刮鬍刀、優碘藥水和雙氧水也是不可或缺的，不怕一萬，只怕萬一。

今天回到診間，一個早上竟然連續來了四個都是蜜蜂螫傷的病患，治療之餘，不禁起疑，怎麼今天蜜蜂全出動了？

2004-8-1
聯合報

68、本將此心託明月

11年前，一群來自各科的年輕主治醫師，前前後後總共33人，放下身段，草創急診專科的坎坷時光，為了提振急診的醫療水準，打破世俗對急診的不信任態度，大家真是卯足了勁，日以繼夜、全年無休的打拼，沒有年休、沒有嘉勉、沒有升遷，仗著年輕氣盛，硬是將一個破敗的急診室撐了下來。

只是歲月不饒人，當年共同打拼的戰友，不是病倒轉任，就是另謀高就，而今急診已成氣候，舉目盡皆年少，而老成凋零，對照著出入急診的病患，原來生、老、病、死的過程，竟是這樣公平的在人世間運行，不分你我、不捨晝夜，思前想後，讓人感慨萬千。

這些年來，我一一取得教職、升等人父、入居自宅、駕駛名車，可謂五子登科，另一方面，我殷勤出診，投入921地震救災、參與蘭綠計劃、尖石義診、開啟意外傷害防治課程、申辦石門核能偵測研究、贊助狗醫生義舉、任教臨床試驗和問題導向學習，投稿報章和畫漫畫，還出版了兩本書，並提出急診改造計劃，以提昇競爭力。只是身為中間選民、異教徒和外省人，在這樣的醫療環境裏，終究難以出頭。

基於對急診之深厚革命情操，我唯恐急診之泡沫化，青黃不接，亟思構想急診論文團隊之建立，結合急診有志研究人才，共同努力、相輔相成，其目標可從醫學會報告、論文繕寫、學位取得、教職獲取，進而將急診擴而大之，成就一個長治久安的顯學，我至於今堅信急診不只是急診室而已。

自踏入醫界職場，幾乎沒有在家過年，和醫院同仁相處時間，比家人還長，的確也已情同手足，還記得多年來，我們並肩作戰、全程參與，曾經上下一心，浴血奮戰，拼命救人，院內院外、山地離島，無遠弗屆，無役不與，是「急診室的春天」真實版，卻又功成身退，為善不須人知，這是何等瀟灑的情操，想來興奮！真是痛快！

大家的努力，有目共睹，讓急診工作變得如此駕輕就熟，我常感懷各位對我的恩寵與包容，讓我這樣任性又火爆的個性，安然度過無數個風風雨雨的歲月。只是急診前輩一個個的離開，讓我頗有憂患意識---「狡兔死走狗烹」，思前想後，我終於下定決心、鼓起勇氣，提出辭呈，值此景氣低迷時刻，我必須承認，這樣的決定，很不容易，尤其是在急診待了九年，久習於安逸，我幾乎以為將安身立命於此了。

也許我早該跟盧君同進退的，我們原本舊識，相知相惜，是急診的開國元老，素有革命情感，他退走新竹，我避居淡水，相忘於江湖，實有不得志的苦衷。「老兵不死，只是逐漸凋零。」這九年來，我原地踏步，做實習醫師的工作，領主治醫師的薪水，養家活口是如此容易，卻讓我每天每夜感到羞辱與絕望。我愧對師長的期許，辜負學生的仰望，埋沒自我的天才，懷憂喪志、自暴自棄，我是這樣的任性、狂野、自大、滿口色情，給大家增添麻煩，讓大家擔心，我很抱歉、也感謝大家對我的照顧和包容。

千頭萬緒，諸多計劃，常縈我心，我體認這需要更多助力，更大的空間，所以自急診出走，為勢所必然，羽翼既豐，展翅飛翔，龍困淺灘，終非池中物！承蒙各級長官見識，得以升任市立醫院急診主任，將再展鴻謨，鞠躬盡瘁，建立更有效率而更加人性化的緊急醫療環境，讓醫病皆得身、心、靈的救助，恢弘政府的健保德政和上天的無私恩慈。

同事九年，驟然分別，難免依依，但是展望未來，無限光明，所以各位老友，你們不要悲傷，要歡欣鼓舞，不要擔心，要感恩懷念！不須回頭、不要慰留，醫學界這個圈子很小，急診生態到處輪轉，我們還會擊掌再見，相逢終究可期，大家要各自保重！

感恩！拜拜！

2004-3-10

台北醫師公會會刊

69、自然產最好

有了一次自然產的疼痛經驗，到了懷第二胎時，老婆無論如何都非剖腹產不可，怎麼勸都不聽，還被將了一軍：「保險費繳了這麼多年了，都沒用到多可惜！」據說接受剖腹產出院後，扣除一些費用，還可由保險賺回幾萬元呢！難怪大家趨之若鶩。

再加上有些人迷信生辰八字的，非得看準大吉大利的時刻生產，我也曾在產房親眼看見倒數記時者，明明胎頭已經冒出了一大半，還非逼著醫生用手堵著不放，不然就是像賽跑的裁判似的一聲令下，要醫師馬上下刀剖腹，真是無所不用其極。

其實對婦產科醫師本身而言，剖腹產雖然風險較高，還是有好處的，手術費給付較高以外，又不必費時間等，這對許多忙碌的大牌醫師來說，時間是最可貴的，甚至有的婦產界名醫還特別宣稱，凡指名找他接生者非剖腹產不可，違反自然、走火入魔至此。

作為人夫的我，雖頂著醫學博士之名，在老婆眼中也不過是凡夫俗子，專業意見被當作糞土，「你又不是學婦產科的，懂什麼？又不是你在生！」她說，我只好聳聳肩，從善如流。

當婦產科醫師聽說老婆要剖腹產，一口回絕說：「你第一胎是自然產，第二胎也可以自然產！」毫不客氣的駁回其無理的要求，我心裡真忍不住要歡呼，這才叫做醫德啊！雖然後來老婆吵著要換其他醫師，終究只是嘴上說說罷了。

臨到要生產時，我隨侍在側，一旁也有醫院同事加以鼓勵，在待產室原本有說有笑的，一旦陣痛來臨，還是忍不住呼天搶地的叫，而且一次比一次大聲，後來就像示威群眾喊口號似的，一直大喊：「我要剖腹產！我要剖腹產！」害我尷尬萬分，只有藉故尿遁。

偏偏丈母娘隔空喊話，「真忍不住，剖腹產算了！」我很狡詐的滿口稱是，「我去找醫生談談看。」邊講手機邊往外跑，到了產房外巧遇醫生聞風而來，兩人見面客氣寒喧一番，談點政局股市云云，等到護士回報差不多了，兩人才好整以暇的信步而入，五分鐘後小女自然產下，我對外宣稱是來不及剖腹產，所幸母女均安。

醫生，謝謝你！

2003-11-02
聯合報

70、體內的恐怖份子

當電視現場轉播美國紐約的世貿大廈爆炸崩塌，全世界的人們都震驚地瞠目結舌，同感悲悽與恐怖；幾天後美軍大舉集結印度洋，戰雲密布，也造成全世界的震撼，彷彿世界大戰之前夕。

如果把地球當作是一個生命共同體，比如像一般人的身體，那恐怖份子就好比是癌細胞吧！當病患第一次聽到醫生告知其罹患癌症時，那種晴天霹靂，萬念俱灰的感覺，和今天我們目睹恐怖份子肆虐暴行時的悲憤，頗有異曲而同工之處。

癌細胞來自於正常細胞之突變，趁體內免疫系統鬆懈時崛起，無限制的增殖與蔓延，直至身體死亡為止。所以癌細胞的生存型態和寄生蟲是不一樣的，寄生蟲如腳癬或蛔蟲大都謹守本分，雖躲在人體身上賴著不走，卻不像癌細胞那樣毫不節制地增長以至死亡，人體死亡對寄生蟲有何好處？寄生蟲基本上追求的是與人體共存共榮，宿主死了，寄生蟲也無法獨立生存，不符演化利益，所以絕不會喧賓奪主的逼死宿主。

可是癌細胞不一樣，癌細胞的本質就是毀滅，正如同《神經外科的黑色喜劇》一書中所言，癌之所以會演化出來，就是為了讓我們死亡，因為癌細胞不必靠宿主來繁衍下一代，它是人體細胞核內之基因突變，只要有基因，就能代代相承，永不絕滅，「一心求死」正是癌症最可怕之處。

反觀流竄世界各地的恐怖份子，不也是正常人類的變異嗎？恐怖份子小如陳進興，大如賓拉登，皆出生於貧賤憂患之境，從來飽受各種生存壓迫，說來不過是爛命一條，死有何懼？所以凶狠歹毒偏激，乃是百死求生，千錘百鍊下脫穎而出的異類，其生存價值觀與正常人截然不同，正如同癌細胞一樣，它們只求破壞，頂多同歸於盡，玉石俱焚而已。

再看看治療癌症的種種方法如手術，化療和電療等等若只針對局部癌病變的治療，效果並不完美，所以難怪術後癌症復發屢見不鮮。而今癌症的治療，已逐漸修正為針對基因的調整，以全身性的追蹤和治療為考量，矯正生活環境，改善體質，提昇免疫力著手，才能真正的杜絕癌細胞之再起。

而今美國舉世動員，追究恐怖份子，可是一個不怕死，一個不缺錢，其間之火拼激烈可期，但池魚之殃恐在所難免，猶如治療癌症的併發症一樣，全世界都受到影響。若能以政治的手腕逼出元凶，確定病因再對症下藥，而後佐以經援和文化交流以化解歧見，老吾老以及人之老，幼吾幼以及人之幼，實現大同世界的理想，應該是比現今這樣劍拔弩張來得有效。

人身如此，世界何嘗不是這樣？我衷心期待有一天，生活在地球上的各個族群，都能互尊互重，和平共存，免除經濟，外交和政治的迫害，人人得以免除癌症病痛，安享天年，頤養終老。

2001-09-22

71、長夜漫漫路迢迢

週六晚間，我坐上南下夜車往台中，參加預定第二天舉行的ATLS Renew Course，我撥開窗簾，凝望靜謐的夜景，此時此刻，原本應該在家安享天倫的，心中不由得升起多少惆悵和無奈。

過去十年來，我奔走於高速公路上，由北而中、而南，從ACLS、ATLS到APLS，加上相關學會數之不盡的課程，以及還得每三年Renew或重考課程，所耗費的金錢、時間和精力，非常人可以想像，世人皆曰醫生好，誰知這一行的這口飯，吃起來如此辛苦。

到了飯店入住後，趕快再拿出教科書來複習一番，臨床實務和書上的講法多少有些出入，有時久不用也會或忘，遇到考試在即，仍得硬著頭皮強記死背一番，一直唸到過了十二點才昏昏睡去，想到這把年紀，還得離鄉背井、披星戴月的跟年輕人玩下去，真是現代版的「男人真命苦」。

第二天整天，就在專注而順服中按部就班的進行著，很例行地又遇到了學會會長和當科主任，在寒喧中少不得訴苦，換來幾句「你真的很認真欸！」半帶調侃半帶同情的鼓勵，我只能概括承受，其實對一位全身投入急診達十年之久的老醫師而言，每天都在現場執行急救措施中度過，每年固定有論文研究發表於

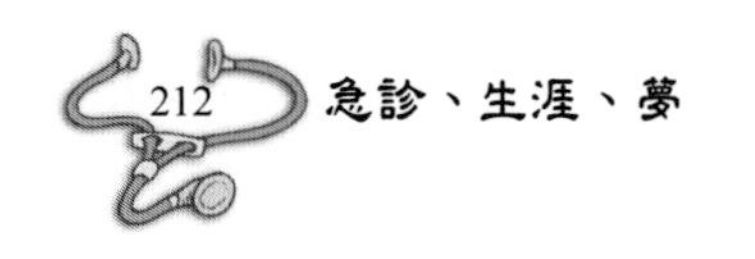

相關學會和雜誌，每週還到大學裡給學生授課，大談事故傷害防治，卻也難逃ACLS、ATLS、APLS的換證課程要求，無法終身免疫，也無法自主管理，我雖然喜歡求知與讀書，但面對這樣每隔一段時間就要換證的炒冷飯課程，實在是得忍耐、忍耐、再忍耐，相當無奈。

上到下午五點多，考完筆試後終告結束，大夥兒一哄而散，我緩行步出榮總，順著東海大學旁的中港路，走下大肚山，這條路來來去去很多年了，沿途看看山水解解悶，滄海桑田、人事異變，只有我總是高人一等卻慢人一步，就好像這條下坡路似的，走著走著遇到高速公路時，居然就無路可走了，非得順著慢車道繞了個大圈，經過稻田、工廠和涵洞，遇到農夫、野狗和流浪漢，一路陰暗僻靜，才會回到原來的方向，花了近一、兩個鐘頭，卻也累得一身大汗，看到朝馬站才鬆了一口氣。

急診待了近十年，工作內容一成不變，我曾極力爭取進修機會，也曾戮力於教學研究，並建請多元化發展，擬定改革方案，讓急診各科都有其特色，這中間發生過力拔山河斷臂事件、梅林大火、921大地震和SARS，我也因衝鋒陷陣、積極應對而出盡鋒頭，只是事過境遷、鳥盡弓藏，急診的價值終遭抹滅，其他科藐視急診為可以隨時取代的暫用品，而科內同仁分崩離析，自求多福，急診生涯終究是幻夢一場。

一成不變的工作讓我心煩，卻也割捨不下，想到沉重的房貸，還有小孩無止盡的學費，雖然升遷管道已絕，只有忍氣吞聲，苟且過活，由不惑而邁入天命之年，一生成就大約底定，學位、婚姻、事業都已塵埃落定，除了看著孩子一天天的長大以外，沒有什麼再改變的空間了，倒是體力不濟，由值班後倦怠不堪可知，我真不知道還有什麼可以努力的人生的目標？日月逝於上，體貌衰於下，相當無奈。

隨便吃過車站晚餐，悠然買了點鹿港香蕉飴，剛好趕上北上班車，只是一上高速公路就塞著動彈不得，還下了場莫名風雨，窗外夜景格外的淒涼，回到家恐怕又得半夜了，觸景生情，我不由自主的吟唱著台灣名謠——燒肉粽，在這樣孤寂的雨夜裡，無依、無伴、歹命人的歌聲，讓我悲痛不已，自從先父過世後，我無時不刻的感到徬徨與不安，加上總統大選之族群對立與社會混亂，讓人心煩又心慌，想歸想、怨還怨，我得強迫自己睡著，養精蓄銳，明天一大早還得趕著上班呢。

2004-05-17
台北醫師公會會刊

72、急診有鬼？

到急診值班時，我援例拿出職章出來，準備開立各種檢查單據和處方簽，一旁的護士小姐忍不住埋怨道：「王醫師，你的章蓋到快貧血了，根本看不清楚。」

我連忙打開抽屜，拿出補充液，正待填入時，說時遲那時快，立刻引來各方人馬喊卡！

「你不能下班再填嗎？」

「你想害死我們嗎？」

「上次的慘痛教訓還不夠嗎？」

直罵得我狗血淋頭，幾乎招架不住，我只得扮出阿扁的嘴臉耍賴說：「有那麼嚴重嗎？」

是的！我確實地記得，上次加了補充液後，一整天病患不斷，還加上三個到院前死亡以及兩個轉送加護病房，搞得急診人仰馬翻，累到不行，若真要硬扯因果關係，也不過僅只一次而已，可也不必那麼迷信吧！其實我平時值班都還蠻平安的。

老黃走過來拍拍我的肩膀說：「寧可信其有，也免得犯眾怒。」我想起榮總上回有個醫師，幫病患急救時，自己也發生心肌梗塞，當時報上的標題大書「寧可信其有」，只好少數服從多數，讓職章繼續貧血一整天嘍。

我素來敬鬼神而遠之，「寧可信其有」，不敢鐵齒，雖供職於教會醫院多年，每逢舊曆七月，仍然參拜如儀，而不信教也不受洗，兩邊不討好，年年升遷不到我，也樂得清靜。

在急診裡，除了職章填充液外，旺旺、鳳梨、鳳梨酥也是忌諱，唯恐帶來大量病患，累垮大家，甚至有的同事，因為每次上班都很掃把，病人一大堆，被人封為掃帚星、吸塵器，上班時名牌都被勒令取下，有人還特意躲開，不願跟他一起上班，難以想像急診迷信到如此地步。

其實急診不比門診，沒有慕名而來的病患，也沒有近悅遠來的大牌醫師，所以病患人數無法預測，但每周五晚上大家狂歡度假，本來事故會較多，臨近中午和傍晚掛不到門診的會轉來急診，位於風化區原本是非之地，而大馬路旁車禍不少，本為理所當然，至於SARS期間人們減少外出，急診也樂得輕鬆，只不過當時醫院高層，對急診營收很不滿意而已。

有天大夜晚上，一位住院醫師臉色「青筍筍」地跑來值班室跟我說，他上廁所時，遇到剛剛被他急救過的死亡病患，嚇得他尿濕褲子，我好奇的問道：「他跟你說了些什麼？」

「他說謝謝。」住院醫師牙根打顫地說。

「那不就好了？我只怕被病人告而已。」我罵了他裝神弄鬼，倒頭沉睡，留他一夜不敢闔眼，兀自禱告。

急診有鬼沒鬼我不知道，因為從未見過，倒是小偷不少（因為常聽說有人掉東掉西），而小人也有，所以勾心鬥角，爾虞我詐，可能比鬼還討厭吧！

2004-12-18
聯合報

73、親愛的，我老花了耶！

今天早上我開車上班途中，前方有一輛賓士，車後的標誌，怎麼看都不能對焦，雖然不至於看成奧迪，但和聯營公車的標誌相差不多，我暗想不能再拖了，下決心得配副老花眼鏡了。

在過去的幾年裡，我看到年齡相仿的同事，一個個的向老化的過程邁進，白髮還好，禿頭則很討厭；體重減不下來是一回事，大腹便便很難看；血壓逐年增高原是生理現象，但每天得吃藥控制就很麻煩；還有人因心臟病和糖尿病得定時看醫生，在事業的巔峰時期，內外都忙碌不堪，偏偏遇倒這種病，實在是很煞風景。

「人貴自知。」、「吾日三省吾身。」等等這些耳熟能詳的成語，也是在課堂上常常引用來教導學生的話，沒想到自己不但欠缺自省，甚至忙到很少看鏡子，直到最近，打電腦等待開機時，由銀幕鏡面反映，我看出一位中年男子早衰的容顏，我真不敢相信這就是我本人！對面的同事好心提醒我，不要一直皺著眉頭，我還奇怪的回問：「我沒有皺著呀！」攬鏡自照，始知皺著眉頭、掛著眼袋、垂垂老矣，這樣自己都不喜歡的面容，已然定型。

不過，若能把這些老化的現象，看成是衝刺事業

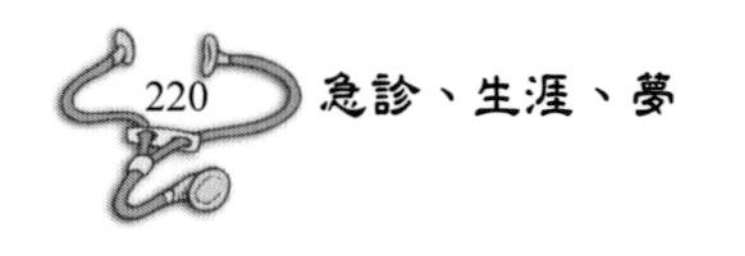

的煞車也好，免得衝過了頭，總比衝太快出事的好，看到有的同事年紀輕輕就一病不起，有的罹患癌症、有的中風、有的心肌梗塞，從此退出職場，毫無捲土重來的機會，怎不讓人看得心驚膽顫，而生警惕？

所以，我決心接受這樣的現實，減少工作、創造效率、少量多餐、固定運動、早睡早起，舉凡養生專家的建議都全盤接受，不再逞強衝鋒，五十而知天命，我要從容不迫的迎接，戴老花眼鏡過活的年代。

2004-7-10

74、生與死之間

凌晨靜謐陰暗的值班室裡，我和衣躺下，雖然一身疲憊，我輾轉難眠。

隔著一道牆，面對的是太平間，斷斷續續傳來死者家屬的啜泣聲；另一面牆外，是急診的大廳，擠滿徹夜守候的新聞媒體記者，等著採訪虐童人球案的相關新聞，兩三列排開的攝影機，好像重機槍陣地似地，聲勢驚人。

我沉心定氣，專默精誠，聆聽來自於兩方的人聲，左方的人馬，可能是死者的家屬，正在談禪七的種種準備，哪家有沉香？用檀香比較好吧？誰來發訃文？頭七在哪裡作等等，就在幾位親屬哽咽聲中，一一搞定。

右方是枕戈待旦，搶拍頭條的新聞記者，因轉診失誤引發社會指責，掀起軒然大波，連累了許多人受害挨告，交相指責，互相推諉，人聲雜語不輟，有激昂、有嘆息，有僥倖、有頓足，焦點、是非與真相不明，通宵仍難定論。

啊！人生多麼無奈！一邊為了求生而打拼，另一邊為了安魂而籌謀，兩方人馬毫不相干，卻如同交響樂似地迴盪我心，一念之私可以鑄成大錯，一念之仁就能動心忍性，我們何其不幸，又何其幸運地，置身其間，參透人生而又置身事外，我忍不住雙手合十，感恩默禱，這是上天的恩賜。

2005-01-23
聯合報

75、器官捐贈的哀思

跨年夜的那晚，徹夜狂歡的後果，是車禍、鬥毆和跌倒，急診燈火通明、人滿為患，被醫護人員戲稱為「死小鬼」的年輕傷患，像白天看門診似的排排坐，按著次序等著進來處理傷口。

同時，心肺按摩的急救通報不絕，急救區的心肺按摩機，像市場賣糰薯的機器似的，不停地搥打病患的胸部，其他需急救的只有人工加壓，大夥兒輪流上陣去壓，搞得人仰馬翻、疲累不堪，加護病房滿床、開刀房滿檯，很多病患只有轉院，不然就是留在急診等床，焦急和抱怨也沒用，緊急醫療資源到底是有限。

好不容易的等到家長來了，我趕快向他們說明急救經過，病患是騎機車摔成頭顱骨折合併腦部鈍挫傷，隨著心肺按摩，腦漿由口、鼻、耳、眼七孔汩汩流出，瞳孔已然放大，心搏漸緩，「他不行了。」我兩手一攤，據實以告。

就如同儀式般，家屬們頓時放聲大哭，悔恨莫及，我回過頭去補寫醫囑，突然背後傳來：「我們要捐器官。」家屬含淚以告，我聽了錯愕不已。自從轉任急診以來，忽忽已過八年，這是頭一次在急診遇到主動要捐贈器官的病例，我連忙聯絡院內相關單位，

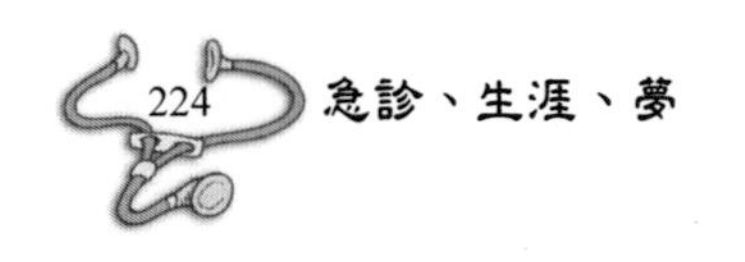

轉了幾個電話，得到的答案是「不行」。

因為器官捐贈必須保持病患血壓正常，入住加護病房一週，再請神經內科醫師作腦死判定，然而這個病患已呈休克狀態，本院又已沒有加護病房，轉院已不可能，所以只好向家屬說明原委，得其認同而放棄。

未能成全家屬的心願，我很慚愧，但想到邇來醫療糾紛層出不窮，每個醫療過程都必須依照標準程序來作，才能杜絕刑法追勦以及有心搗亂醫病關係者的藉口，這也是如今行醫濟世很不得已之處。

其實腦死判定，已非神經內科醫師的特權，舉凡麻醉、小兒科、急診和外科醫師，接受腦死判定訓練後皆有資格從事；血壓不穩固然對腎臟、肝臟和心臟移植不宜，但對皮膚、骨骼和眼角膜移植則沒有影響。

想我個人原本從事肝臟移植研究，回國後走入臨床，起初也以此為人生志業，後因故中輟，改投急診醫學，嘴裡心中雖無怨無悔，而今遇到這樣曾經如此熟悉的病例卻欲振乏力，思前想後，不無感慨。「胡馬依北風，越鳥巢南枝。」身為過河卒子，只有繼續向前，日子還是得過下去。

2004-01-09

76、生老病死搶位子

透過有力人士的關說，滯留在急診待床的病患，終於找到床位，住院去了，可能是認為我這個急診醫師沒盡力吧！所以他離開急診時，也不稱謝、看也不看我一眼，頭也不回的走了，我只有聳聳肩，忍耐著一旁護士叨叨不止的埋怨，留下其他眼巴巴待床位的病患。

想想做人真的是蠻卑微的，生下來就佔一張床，長大念幼稚園時，得抽籤才有公立的名額，等到入學時又得搶明星小學的名額，不然就得找關係才得進私立小學，之後又得考資優班、爭學才藝、搶班上前幾名，才能風風光光的畢業。

然後有高中和大學聯考，搶第一、搶建中、搶北一女、搶國立大學、搶熱門科系，雖說現在考大學比從前容易得多，但野雞大學讀了也枉然，白白浪費高額學費而已，要進名門大學，還是得搶破頭。

待得畢業後找工作，也得擠破頭搶尖端科技行業或超級企業的金飯碗，之後還得搶業績、爭升等，再來得搶主管的職位，我直到升任主任時，才知這個位子得來之不易，之前早已殺得昏天暗地、搶得頭破血流了。

現在看到急診的病患，為了一張床位，也是搶得難看，雖說不至於大打出手，可也是關係用盡、手段出絕，有的老人家還得透過種種管道，搶好的安養院，或乾脆賴在醫院裡打死不出院，直到死了，也要爭金寶山上好風水的一個位子。

看來只有出家人和遊民最有格調，一來與世無爭，二來自絕於世，都不必跟人搶，可以從容度日、笑看人生，只是年關將屆，出家人為了搶募款、搶信眾，遊民為了搶冬衣、搶賑饑，說不搶的還是得搶，說搶的當然照搶，唉！搶、搶、搶，這才是人生吧！卑微的人生。

2004-12-08
聯合報

77、漫步東京

在大選醜聞沸沸湯湯之際，我悄悄的帶著妻兒東渡日本，臨上飛機前才讓家裡曉得，我還打趣的說，若台灣發生動亂，我正好可以難民身份滯留海外，遠離醜陋的政治風暴，得遂夙願。

回想過去多年，因公來去東京十幾次，每次都是來去匆匆，很典型的「進去、結束、出來」，時間扣得緊湊，事情辦得完美，毫無駐足欣賞的情趣，這次和以往完全不同的，採取機加酒（機票加酒店）的自由行，一切自行料理，不必跟著旅行團拼命趕路。

我從未如此輕鬆過，早上睡到自然醒，悠閒的吃著早餐，俯瞰御苑晨霧漸散，整叢整叢的櫻花，隨著陽光從薄霧中展現，遠看竟好像一盞盞的花開似的，美極了。餐後回到房間，老婆小孩仍未醒，我泡杯煎茶，就著晨光看讀賣新聞，世界各地打打殺殺不絕，沒有全軍覆沒、也沒有大獲全勝，就像大選一樣各得半數分裂，鬥爭不休卻又不分勝負，就是永無止境的對立僵持而已，很無聊。

反觀日本現下社會，注目的焦點，是在於某大樓旋轉門壓死六歲小孩的意外事件，以致很多大樓的旋轉門牽連查封，暫停使用以徹底檢查。若此事發生在台灣，大概又抬棺抗議、亂撒冥紙吧！難道這就是李鴻章所述的化外之民的水準嗎？何以百年後之今日，未見改過。

第二天睡到日上三竿才起床，吃過早午餐後再徐徐出門，晃呀晃的到迪斯奈樂園時已過午茶時刻，看看人工火山噴煙、坐坐海盜船，每個地方都得大排長龍，想到排隊就想吐，勉為其難的苦撐，好歹盡點為人父的責任，心裡打定主意，下次不來了。

第三天睡到下午，就在附近逛街，繞過市區墓地，走向表參道，還沒看到明治神宮，妻兒就喊走不動了，只好就近吃飯，半途而廢，明治神宮終究只聞其名而罷。

第四天也睡到近午，才慢慢地去上野公園賞櫻，到處依舊是人山人海，在人潮洶湧中，我傻傻的杵在一旁，東京的忙碌是有名的，我竟然和路邊的浪人一般輕鬆，「問君何能爾？心遠地自偏。」我悄悄的脫離人群，越走越遠，若非身旁拖著妻兒提醒，可能就這樣走出這個城市也說不定。

最後一天原本想到御苑走走，怎奈天氣轉涼，起風了，乾脆就窩在紀伊國屋書店看書，直到時間差不多了，才搭巴士到機場，結束五日四夜的東京行程。

回到台灣，因為大選爭議引起抗爭，仍舊持續著，醜陋的政客以偶像自居，煽動族群對立，騙取下階層庶民的選票，以鄉村包圍城市取得政權，卻也噎在喉頭吞不下去，落個「半」民總統，社會決裂國家崩亡，連日本的政論家，也對台灣前途感到絕望。

在過去二十多年來，我埋頭打拼考過高普考，深造得學位，卻也從職場生涯中看盡人世醜態，原來「肉食者鄙」，在這種族群分裂的社會裡，沒有公平、沒有希望，所以自我放逐、隨波逐流、混口飯吃。從急行軍轉變成流浪漢的過程，有多少無奈和感慨。

而今看到中產階層群起抗爭，令人頗感同情，他們素來信仰的社會公平與正義，竟然如此虛偽和脆弱，從小總以為邪不勝正，努力才有收穫，奮鬥才會成功的格言，但到頭來發現，台獨當道、奸巧得勝！在這樣畸形的社會裡，統獨分明、非藍即綠，這不是民主，更非自由，這分明是野蠻社會。

很無奈地，很卑微地，我慢慢地走回這個瀕臨崩潰的社會裡，默默地承受著「外省豬滾回去」的原罪，我出生在此，不願移民，但掌權者傲慢而強勢，我心想，可能還要再等下去，等到第三代或第四代，當那些福佬沙文主義者都老死淨盡後，民智啟發、理性思考，這個社會才能真正的融合，才會有真正的民主和正義吧！

2004-04-01

台北醫師公會會刊

78、學步車，幾時休?

今天在診間又遇到一個學步車事故，因為大人一時疏忽，以致小孩連人帶車從樓梯上跌下來，造成頭部外傷和鎖骨骨折，小朋友約莫一歲左右，正是跌跌撞撞的學步時期，很多父母習慣上會使用學步車，以為可以幫助小孩學習步行，其實效果有限，反而因學步車難以控制，導致事故頻生。

學步車最常見的事故是翻車，或連人帶車跌下樓梯，造成頭部外傷及骨折，其他比如被零件割傷、闖入廚房遭燙傷等等不勝枚舉，因此2003年加拿大兒童安全保護組織建議立法禁售，經過一年的統計和研究，發現每年有超過一千名幼兒，因為學步車而受傷，於是在2004年4月明令禁止。

對於學步車安全性的疑慮，中國大陸的國家質檢總局也在2004年發表抽查結果，其中兒童自行車抽樣合格率為23．5%，兒童推車抽樣合格率為75%，兒童三輪車合格率為25%，至於嬰兒學步車則是全部不合格！在國內，台南市府也於2000年，抽查市售商品標示較有問題的商品，發現以嬰兒學步車的不合格率最高，達70%，其次是文具用品類百分之22.7%，家電類21.5%，而要求消費者購買時應特別注意。

雖然如此，學步車仍然大行其道，在百貨公司和大賣場展示，仍是新生幼兒最熱門的商品，顯然我們的安全教育不夠普及，而相關法令緩不應急，顯露政府部門，對維護社會大眾安全的態度，還不夠積極。

根據預防醫學闡述，事故傷害防治的基本策略在於三E：Engineering、Education、Enforcement，也就是從種種事故傷害中收集資料、研發各種保護措施Engineering、推廣安全教育Education、再明令執行Enforcement，過去針對機車車禍，頭部外傷死亡者眾，而有強制配戴安全帽立法，雖大幅降低頭部外傷死亡率，但車禍數量並未減少，接著最近進一步有減少機車數量之議，而今針對學步車事故，也應比照加拿大的做法，結合統計、研究、教育和執法，讓社會大眾能按部就班、心悅誠服的接受政府對於安全維護的美意。

2005-3-12
聯合報

79、市醫頹矣

最近市醫可說流年不利，接二連三地出事，登上媒體頭條，固然是因人球案後眾所矚目，難免有些小題大作，但是也絕非無中生有，打針案的確打針失誤、打人案的確打了人、藥品回扣案的確拿了回扣、醫療糾紛案的確也死了人，話說從頭，人球案的確也是轉診失誤所致。

市醫到底出了什麼問題？由事後處理可以看出端倪，市醫在管理上出現問題，管理階層官僚味十足，勾心鬥角，鑽營求進，遇事推諉卸責，只一味的迷信標準流程，轉診要求轉診流程，照會要求照會流程，凡事必求標準流程，試問市醫成立近50年，又不是開工廠更新機器，還需要更新的流程嗎？而考紀會成為御用橡皮圖章，讓主管為所欲為，造成賞罰不公、是非不分，打擊士氣甚鉅，如人球案禍首急診醫師，竟能狡猾脫罪嫁禍他人，引發急診與加護病房醫師多人辭職抗議，即是一例。

原先信誓旦旦，成立聯合醫院後，今年要建立醫學中心，終因種種因素，而讓計劃延後6年，這充分曝露出，若非當初承諾過分輕率，就是市醫本身體質，實在難以達到醫學中心的標準。

市醫的優勢在於便宜、便利和親和力，可是身處首善之台北，市民更在意的是品質，而今醫病關係惡劣，醫護人員心灰意懶，而藥價與健保費用節節高升，優勢盡失，是以市醫更加難逃加速度衰敗的噩運，最後恐怕也只有轉手財團經營了，便宜、便利和親和性的醫療機構崩壞，坐視唯利是圖的財團醫院大行其道，這真是全體市民的悲哀和不幸。

2005-03-10
聯合報

80、這裡的醫師真好命

二十年前，我奉派來市立醫院報到，秉承醫學中心一貫的傳統——六點半看住院病患、七點早會、八點進開刀房或查房、九點看門診、下午三點病例討論、五點總醫師查房、六點交班，之後或值班或回家休息。所以我一大早就起床，想要給主任一個好印象。

來到醫院時間是早上七點，我理應更早到才對！懷著惴惴不安，我想先到病房看看，結果空空如也，沒人查房。我想可能早會開始了吧？趕忙走入會議室，心想可能會挨罵吧！進去一看，結果空無一人。問了一位經過的護士，只見她打了個哈欠說：「還早嘛！」

於是我急忙轉到主任辦公室，還是沒人！

最後我只好坐在候診區等，一直等到九點，才見到一位打扮得花枝招展的秘書小姐來開門，嬌嗔道：「你幹嘛那麼早來？」我只有苦笑。呈上公文，辦理報到程序，時約九點半，候診間的病患漸漸多了起來，這才看到醫師們姍姍來遲，有的醫師甚至十點多才到，病人疏疏落落，診間內外輕鬆寬敞，十二點不到，診間十室九空，人皆散去，好像週末似的。

我回到病房一問才知，這裡的醫師並非每天查房

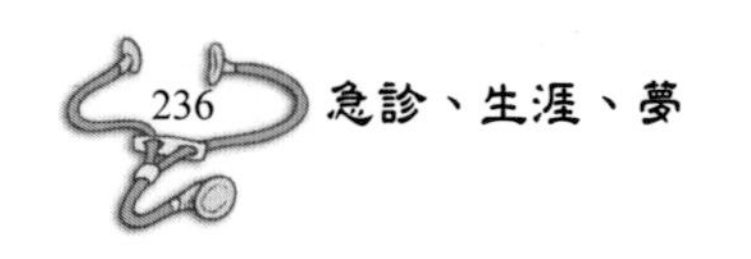

的，會議當然也不是每天都有，「那還得了？要不要活啊！」護士應答得理直而氣壯。

我得空晃到檢驗科參觀，看到門前排了一大堆人等待抽血，可是檢驗員不知道跑到哪裡去了？就活生生的讓一大隊人馬杵在那裡，約莫半個鐘頭後，裡面有個人拉著褲頭、臭著臉出來繼續抽血，一副很不甘願的表情。

我走到大廳，在大門邊的服務台前，我看到兩位病患，一邊罵一邊填寫申訴單，口裡念念有辭要告誰告誰似的，旁邊坐著不動如山的職員面無表情，習以為常似的很熟練的處理投訴。

等到下午，我終於看到總醫師出現，精神飽滿、滿面親切的笑容，身穿短褲、手拿網球拍，他熱情邀約：「來去打球吧！」我張口結舌，不知所云。

第二年，我約滿離職，沒有續聘的打算，我在離職簽呈上寫道：「吾唯恐術德難全……」其實我是沒有這麼好命，可以做醫師做成這樣。

2004-11-30

市立聯合醫院徵文投稿

81、老弱貧病的最後倚靠

近鄰的貴族醫院經營得法，分擔了我們不少病患的壓力，只是有時太過勢利，把一些利潤微薄的病患轉出，給我們帶來麻煩，每次都是本乎「敦親睦鄰」的原則不與計較，大多不了了之，何況，醫界保守狹隘，沾親帶故，大家總是自己人。

這天，他們打來一通電話，說要將一位誤食強酸的病患轉來，我聽了一愣，食道腐蝕病患需要做食道鏡檢，並要胸腔外科來收治，我們只是區區一家小醫院，哪有這種特殊專科?連忙予以婉拒。

沒想到半個鐘頭後，病人就乘坐救護車來到門前，我不禁搖頭，又是「以鄰為溝壑」的手段，很不應該！給大家帶來困擾，醫病雙方皆不知如何是好？收容治療無專科主治醫師診治，不收則病患也變成人球，經深入了解，原來是病家不堪該貴族醫院的高昂收費，被半強迫的攆了出來，「事至如此，我們只有求助於市立醫院了。」病患家屬很卑微的訴說，讓人鼻酸。

在護理長的建議下，我聯絡了聯合醫院東區分院，唯一的一位胸腔外科醫師，得到他的首肯，再徵得病患家屬的同意後轉了過去，雖然遠了點，但好歹也讓雙方都能接受，解決了一件潛在的人球案。

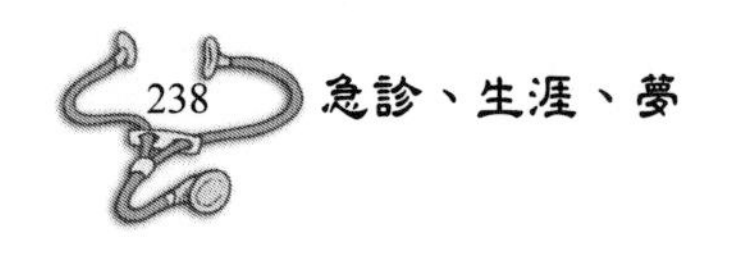

回到診間，又聽到門外傳來救護車的警笛聲，只見救護隊員推床進來，病患看起來像是遊民，倒臥路旁，經人報警而轉送過來，人倒是清醒著，但哼哼呀呀的不知所云，正頭痛不知從何著手之際，只見護士同仁拿著一本大相簿過來說，「這個是我們照顧過的遊民，上次還有留影紀錄呢!」我定睛一看，果然特徵相符，護士還熱絡的對他打招呼說:「阿伯，你最近瘦了耶。」大家笑成一團，收容醫治。

市醫管理不善，官僚惡鬥，以致狀況頻生，糾紛不斷，在如今醫療亂世之中，人心惶惶之際，我還能從基層單位，看到這樣真誠的服務，很不簡單!我理解到作為專業的醫護人員，其價值將不囿於環境險惡，而在於自我責任與理想的實踐。

2005-06-05

82、醫師也會崩潰

三年前A君離職前夕，其實已瀕臨崩潰邊緣，看診時很不耐煩，常跟病人吵架，精神狀態很不穩定，大白天也昏昏欲睡，講話和做事都心不在焉，可是醫院當局並未給他支持，科主任也不客氣的讓他繼續連值夜班，直到他含恨離職為止。

今天，又有W君提出辭呈，理由是「再也無法忍受這種生活方式了」，我看他最近常和護理同仁爭吵，上班時都得吃藥提神，他說回家睡覺也得吃藥，每天渾渾愕愕，對什麼事務都不感興趣，沒有朋友，幾乎是三年前A君的翻版。

為什麼會變成這樣？我直到今天看了Dorothy L. Pennachio在《Medical Economics》上寫的文章——〈崩潰（Burnout）〉，才恍然大悟，原來不只一般人，身處於極大壓力下，即使是醫生，也會崩潰。

於是我再查閱林貴滿教授所著——《當代重症護理》（匯華書局），其中也提到醫護人員的Burnout問題，而他在文中翻譯成「疲潰」，一般中文語法沒有這樣的用法，我寧可使用「崩潰」，比較貼切。

因精神壓力造成情緒耗竭，稱之為「崩潰」，原因在於自我要求過高，而環境無法配合，以致產生懷憂喪志，退縮，乃至於整個人崩潰的現象，其實在醫學界並不少見，但是對白色巨塔以外的社會大眾，尤其是那些把醫生當作救星或權威者，很難想像醫生也會生病，甚至須求助於精神科醫師。據我們所知，有的醫護人員因而與人寡合，藥物成癮，甚至做出誤判之醫療疏失，引來醫病糾紛，官司纏身，乃至於自殺都有可能。

很遺憾的是，雖然每年重複發生這樣的問題，醫院當局仍然不聞不問，毫不關心，我因而體認到，組織部門不會為了屬下來做調整，他們原來把醫生當作普通勞工，可以隨意替換，有的甚至會打落水狗，硬是逼著醫師走路，還責備他是不適任者，說出「適者生存，不適者淘汰」這樣冷血的話出來，顯示醫療體系之殘酷與主管之無能，其實沒有必要這樣。

唯今之計，在於從個人之覺醒，重新調整人生觀，重定合理可及的人生目標，以閱讀，宗教和冥想訓練來學習減壓和放鬆，脫離無法配合改善的單位，另謀高就，結交良師益友，開啟有意義的生活，才能從崩潰邊緣得到重生。

2005-05-30
消基會雜誌

83、急診游牧民族

我的急診前輩凱哥成立了急診人力派遣公司，從南到北走透透，到處接案，包下各地醫院的急診業務，好像游牧民族那樣逐水草而居，又像是日本大導演黑澤明的電影七武士那樣，受聘站在最前線捍衛人民，頗有俠義之風。

我原本是外科出身，因為窮途末路而轉職急診，轉眼已十年，而今也成為急診界的開路先鋒，看盡各家醫院急診簡陋的硬體設備和人少事繁的窘境，甚至連公家醫院都遇缺不補，剋扣優退，真的就像日本幕府時代沒落的諸侯一樣，讓急診醫師待不下去，淪為到處流浪的噩運。

可是這樣的生活，終究漂泊不定，飽受風霜之苦，常常一覺醒來，「夢裡不知身是客」，不知今日何日？今天在哪家醫院上班？最可憐的是，就如同幕府時代諸侯門下被遣散的武士，落難成為無家可歸的浪人，遭受正統社會排斥，備嚐世態炎涼，更如同衛生棉似的，被人用過即捨棄，無家可歸，最後不是被暗殺、流放、就是自己切腹，或是隱姓埋名終老異鄉，成為時代劇裡的悲劇英雄，但願急診醫師的下場，沒有如此悲慘。

在醫學中心供職的急診同業，比如台大和榮總，可能很難體會像我們這樣流浪者的悲歌，他們有如名門正派，有完整的典章制度、師徒相承、兵強馬壯，在位時呼風喚雨、雄霸一方，退休時得領終身俸，日子好過，可說是醫學界的主流，急診醫學的大廟，而我們，則如同是游牧民族，有人還謔稱為「流寇」。

我也曾認真進修，努力充實自己，完成研究論文、取得博士學位、部定教職，考取各種認證，甚至出書、教學，澤蔭後進，力圖建立長治久安的急診醫學科，期望在醫學界裡揚眉吐氣，但是受困於保守排他的醫學界，加上健保給付之壓迫，終究難以為繼，即使在教會醫院打拼十年，也是徒勞而無功，外人就是外人，階級對立族群鬥爭，難免外放流浪之宿命。

而當我回歸市醫系統，才真正又體會到官僚體系之可怕，勾心鬥角爾虞我詐，原先想以建立典範急診為己任，重整急診專業自尊和專科形象，達到讓市民獲得高效率和高品質的醫療要求，並藉著聯合醫院擴大編制，試圖改變急診人之遊俠似的流浪生涯，讓有志急診之醫護人員，都能在此找到安身立命之所，沒想到事與願違，一番好意，卻被當成求官討俸，辜負我一片忠誠善意，讓我有不如歸去之感。

有一次和神經外科主任聊天，他很奇怪急診專科成立十多年了，還是如同游牧民族那樣漂浮不定，和其他各科有一脈相承的師長學友，各科各有特色和文化大不相同，我則辯稱文化的建立需要時間，即使游牧民族也會有自己的特色和文化才對！後來發生人球案，神經外科被急診坑殺，負起所有的法律和道德責任，整個科幾乎毀於一旦，這也證明，文化創業惟艱，守成尤其不易。

看看今日市醫急診，在人球案後元氣大傷，很難讓人感受到急診室的春天，倒是很有兵荒馬亂的感覺，恐怕非經過得好多年稀釋，不然就是如同老子所說的「亂世，聖人出」那樣，才有起死回生的希望。我並非聖人，亦非英雄，充其量只能算是落難書生，但我也不想做浪人，我不願作游牧民族，我想的是安居樂業，己立而立人。

隨著社會的進步，民眾的期待會越來越高，從前沒有的設備，從前沒有的作為，都隨著社會民智的提升，讓急診醫學變得更加專業，而非兼差者或外包可以達到，何況急診並非陸軍的獨立旅，可以單獨作戰，醫療本是團隊工作，一定要和醫院的內外上下各科密切合作，相互支援，才能提供病患完整而安全的醫療，對立和鬥爭於事無補，標準流程僅供參考，這也是人球案發生之根本病因所在。

在大都會裡，醫療資源完備，人民可以有多樣的選擇，在激烈的競爭下，中型醫院紛紛落敗倒閉，只有小巷裡的診所和大街上的醫學中心可以存活，所以急診浪人只有轉戰中南部城鄉郊區，包辦急診業務討生活，為了糊口討價還價，沒有本俸和退休金，可能還得面對同業削價競標，十分卑微，而且必須離鄉背井、拋妻棄子，再加上急診日以繼夜的作業方式，對自己身體、對家庭生活，都很不公平。

急診人之耗損率和家庭糾紛屢見不鮮，令人同情，有人做到胃出血，有人心肌梗塞，靠藥物苦撐的比比皆是，只是急診一路走來，已如過河卒子般成為不歸路，大家都想趁著年輕打拼，年歲增長或體力不支時只有告老還鄉，難以有始有終，固守本位到老，要如何及早認知事實，及早規劃生涯，妥善安排生活，進退轉折，另謀出路，培養第二專長，除了自己覺悟以外，別無依賴。

2005-03-13
聯合報

84、我心嚮往的急診

在醫學中心急診任職近十年後，我感受到，心目中理想的急診，難以巴望從別人身上實現，於是下定決心，走出象牙巨塔，接任市醫急診，以建立典範急診為己任。

時值市立醫院整併在即，人心惶惶，不可終日，唯恐前途未卜，引發退休狂潮，而我反向逆行，常被人當傻瓜看，的確自忖，也是憑著一股傻勁而來。

過去急診常被人瞧不起，認為是低階層醫師值班場所，而今急診醫學會成立了十年，建立急診的專業本位與尊嚴，成為首當要務，急診主任由學養俱佳的資深急診專科醫師擔任，具ATLS、ACLS訓練資格的急診專科醫師站上第一線，擔任緊急診療的任務，才能以實力本位，贏得病患信賴，進而建立急診專業自尊和專科形象。

但是「天下沒有白吃的午餐」，高水準的緊急醫療，健保和病患都必須負擔相當的成本，因此必須爭取合理待遇，創造溫馨祥和的工作氣氛，讓有志於急診之醫護人員，能找到安身立命和長治久安之所，故而近悅遠來，戮力同心，才能提昇急診診療品質，達到讓市民獲得滿意的醫療要求。

不過，公家醫院終究和財團醫院不同，無限上綱的追求高薪難以做到，就如同企業之無止盡的追求業績一樣，對市立醫院來說無法苟同，市立醫院當以服務為宗旨，很多業務比如收容遊民、支援救災等等公差皆無法創造利潤，所以人才之招募，不能也不可以薪資競標方式進行，孟子曰：「何必曰利？亦有仁義矣乎哉！」盼望有志供職於市醫者，皆有此體認。

有鑑於醫療疏失與糾紛的頻仍發生，尤其在急診更是常見，如何建立安全的急診環境，減少錯誤和疏失，這是急診管理的新挑戰，美國國家醫學研究所（institute of Medicine）於1999年出版了一本書，書名為《To Err Is Human》，即「人會犯錯」，而衛生署於今年11月4日首次舉辦全國性的「病人安全週」活動，為病患之安全意識之提升，開啟了新的里程碑。鼓勵大家提報醫療疏忽事件，坦誠溝通，進而提供經驗學習和環境改善的契機，將病患安全概念深植於病患、家屬以及醫護團隊心中，以實事求是的態度來面對醫療疏失，由制度面來謀求改善良方，才能有效的防止、進而減少因醫療疏忽，造成病患與醫護人員身心的傷害。

為了提振市醫的經營品質，衛生局可說是做到了吹毛求疵，務求盡善盡美的地步，從醫院的廁所衛生、感染廢棄物、診間清潔、值班醫師查點、為民服務品質，乃至於第一線服務人員態度考核等等，希冀讓市醫煥然一新，改頭換面，達到讓市民歎為觀止的水準。急診曾因一顆棉球而被罰款六萬元，震驚全院，讓大家認知「莫以善小而不為，莫以惡小而為之。」是以「你丟我撿」，以及上班前先整理環境衛生，成為共識。

市醫的優點在於其深入社區，有其就診之便利性，整合之後便利性更提升，則須加強其效率以因應，效率的提升，一向是公務系統之積弊，對急診業務而言，看診動線之規劃重整、檢傷分類的執行與強化、電子化病歷、績效考核指標、標準流程訓練等等，乃至於組織架構之精簡，是急診診療和管理亟待改善的課題。

由於市立醫院資源單薄，過去缺乏專業性和學術地位，無法跟醫學中心或財團醫院相提並論，難以滿足年輕醫師殷殷向學的需求，必須整合才能壯大，聯合北市各市立醫院，與醫學大學和研究所結盟，提供醫護人員更寬廣的學習空間，引入學術界更靈活的思維，發揮相輔相成的功效，才能突破困境，立於不敗之地。

然而，「徒善不足以為政，徒法不足以自行。」一個單位須先建立休戚與共的團隊精神，公平公正的考核制度，否則劣幣驅除良幣，鬥爭傾軋不已，終究同歸於盡，市醫不振已久，興革除弊不易，如同早已轉移蔓延的惡性腫瘤，手術切除原本困難，若病患自身仍諱疾忌醫，拿不定主意，則其預後之淒慘，可想而知。

個人很榮幸能有機會參與市醫團隊，一展所長，在新的單位、新的環境裡，遭受前所未有，一波又一波的挑戰，若無決心和誠意，無以為繼。期待未來，將以更大的耐心，更大的智慧，和大家一起來努力改造市醫的困境，建立長治久安的急診醫學專科，傳承急診文化，創造一個理想的急診醫療新境界。

急診，生涯，夢一場？

2004-11-30
聯醫徵文比賽佳作

85、歸國學人今安在?

陳醫師是高我十年的學長，二十多年前還在醫學院就讀時，曾經在醫院一次特別演講會上聽過他的課，當時他甫從美國最知名的醫科大學拿到博士回國，擁有完整的學經歷，聰明又開朗，大家都期待這樣耀眼的明日之星，可以提振校風，改善頹廢已久的教學水準。

那時社會正從經濟蕭條中復原，很多旅居國外的青年才俊紛紛回國投效，這些歸國學人帶動了產業蓬勃發展，而以電子業為最，對醫學界來說，也正是留美派取代留日派的年代，我們都受夠了留日老師的破英語，對留美歸來的教授充滿了期待，只是後來沒有下文，可能是價碼沒談攏，最後只好在我家附近街角開業去了。

當時我還是醫學院四年級生，年少輕狂，每天背著厚重的原裝書上學，讀書苦得要死，不過每回經過他的診所，看到招牌上印美國某某醫學院醫學博士，某某醫院主治醫師專科證書等等閃亮的名號，就覺得精神一振，大丈夫當如是也！雖然出身私立醫學院，也不能妄自菲薄。

可惜了！老兵不死，只是逐漸凋零，時至於今，他還在街角開著診所，賺了點錢，妻小都送還加拿

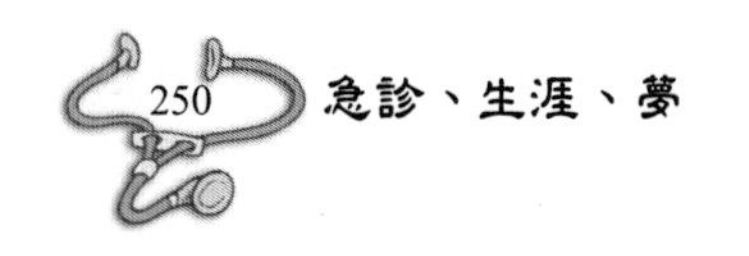

大，但自己卻從醫學院完全退出，也斷絕了所有研究和教學，他可能真的賺到點錢，當然可能造福了些病患，只是在我看來，還是有點兒遺憾。

現在我每次經過街角，看到他的招牌，原先的各種輝煌的學經歷雖然褪色，還依稀可見，只是我已不再感動，並非自己已經取得這樣的學經歷而不稀奇，而是這樣的學經歷，曠日持久，早已經失掉了影響力。

一個拿到名校博士學位，學養兼優的醫師，若是可以藉助他的手來春風化雨，教導更多的醫界後進，應該可以造福更多，可能不只十倍百倍的病患，只因為這個社會生活條件還很原始，文化相當淺薄，讓他不能待在醫學院裡，而須為生活打拼，唉!無法留住優秀的教師，應是學校最不可原諒的錯誤，可惜了。

我因此想，一樣是私人興學，何以日本的慶應大學和美國的哈佛大學，都可以作到全國第一，世界知名，而台灣私人興學卻總是體質不全，搖搖欲墜，只有國立大學才能出頭？固然大家都有財務的困難（這年頭又有誰敢說資金優渥？），但小國寡民，創辦者欠缺「十年樹木，百年樹人」的雄心，更沒有尊師重道的修養，恐怕才是不爭的事實。

2005-08-17

後記

感謝馬偕急診研究助理Nancy和急診逸慈協助校正，得以成篇，在那個昏天黑地的官場裡，慨然相助真有如荒漠之清泉。

早歲哪知世事艱，
中原北望氣如山；
樓船夜雪瓜州渡，
鐵馬秋風大散關；
塞上長城空自許，
鏡中雙鬢早先斑；
出師一表真名世，
千載誰堪仲伯間。

—陸游・書憤—

國家圖書館出版品預行編目

急診、生涯、夢 / 王國新著. -- 一版.
臺北市 : 秀威資訊科技, 2005 [民 94]
面 ; 公分. -- 參考書目 : 面
ISBN 978-986-7263-92-6（平裝）
1.急診醫學-文集

415.22 94022012

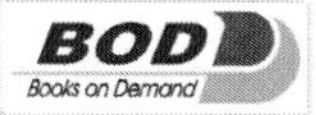

語言文學類 PG0076

急診、生涯、夢

作　　者 / 王國新
發 行 人 / 宋政坤
執行編輯 / 李坤城
圖文排版 / 羅季芬
封面設計 / 羅季芬
數位轉譯 / 徐真玉　沈裕閔
圖書銷售 / 林怡君
網路服務 / 徐國晉
出版印製 / 秀威資訊科技股份有限公司
台北市內湖區瑞光路 583 巷 25 號 1 樓
電話：02-2657-9211　傳真：02-2657-9106
E-mail：service@showwe.com.tw
經 銷 商 / 紅螞蟻圖書有限公司
台北市內湖區舊宗路二段 121 巷 28、32 號 4 樓
電話：02-2795-3656　傳真：02-2795-4100
http://www.e-redant.com

2006 年 7 月 BOD 再刷
定價：300 元

讀　者　回　函　卡

感謝您購買本書，為提升服務品質，煩請填寫以下問卷，收到您的寶貴意見後，我們會仔細收藏記錄並回贈紀念品，謝謝！

1.您購買的書名：＿＿＿＿＿＿＿＿＿＿＿＿＿＿＿

2.您從何得知本書的消息？

☐網路書店　☐部落格　☐資料庫搜尋　☐書訊　☐電子報　☐書店

☐平面媒體　☐ 朋友推薦　☐網站推薦　☐其他＿＿＿＿＿

3.您對本書的評價：(請填代號　1.非常滿意 2.滿意 3.尚可 4.再改進)

封面設計＿＿　版面編排＿＿　內容＿＿　文/譯筆＿＿　價格＿＿

4.讀完書後您覺得：

☐很有收獲　☐有收獲　☐收獲不多　☐沒收獲

5.您會推薦本書給朋友嗎？

☐會　☐不會，為什麼？＿＿＿＿＿＿＿＿＿＿＿＿＿＿＿＿

6.其他寶貴的意見：＿＿＿＿＿＿＿＿＿＿＿＿＿＿＿＿＿＿

＿＿＿＿＿＿＿＿＿＿＿＿＿＿＿＿＿＿＿＿＿＿＿＿＿＿

＿＿＿＿＿＿＿＿＿＿＿＿＿＿＿＿＿＿＿＿＿＿＿＿＿＿

＿＿＿＿＿＿＿＿＿＿＿＿＿＿＿＿＿＿＿＿＿＿＿＿＿＿

讀者基本資料

姓名：＿＿＿＿＿＿＿＿＿＿　年齡：＿＿＿　性別：☐女　☐男

聯絡電話：＿＿＿＿＿＿＿＿　E-mail：＿＿＿＿＿＿＿＿＿＿

地址：＿＿＿＿＿＿＿＿＿＿＿＿＿＿＿＿＿＿＿＿＿＿＿＿

學歷：☐高中(含)以下　☐高中　☐專科學校　☐大學

☐研究所(含)以上　☐其他＿＿＿＿＿＿＿

職業：☐製造業　☐金融業　☐資訊業　☐軍警　☐傳播業　☐自由業

☐服務業　☐公務員　☐教職　☐學生　☐其他＿＿＿＿＿

請貼
郵票

To：114

台北市內湖區瑞光路 583 巷 25 號 1 樓

秀威資訊科技股份有限公司　　收

寄件人姓名：

寄件人地址：□□□

(請沿線對摺寄回,謝謝!)